朝日脳活ブック

思いだしトレーニング クロスワード

西尾徹也 著

朝日新聞出版

はじめに

――思いだし、考える。「昭和」クロスワードで、脳を活性化――

クイズとパズルの違いについて、「クイズは思いだすものであり、パズルは考えるものである」といった先達がいます。クイズは知識がないと解けませんが、パズルは特段の知識がなくとも、与えられた前提だけで頭を働かせれば解けるというわけです。パズル作家として約40年になる著者も、その言葉に100％同意します。

しかしながら、何事もスパッと二つに分類できるものではありません。そのいい例がクロスワードパズルです。パズルという語がついていますからパズルには違いないのですが、いろいろな知識やボキャブラリーが必要不可欠。ですからパズルとクイズの中間に位置するものといっていいと思います。

「昭和」をテーマに、あの日・あの時を「思いだしながら」カギが求めていることを、あれこれ「考えつつ」解くという本書は、まさにクロスワードの特性が十二分に生かされているといえます。ですから楽しく解いていただけると思いますが、さらにクロスワードが楽しくなる方法をアドバイスしておきましょう。それは「クロスワードはワイワイ言いながら解くと楽しい」というものです。可能ならばご夫婦や友人同士で「あれ、これ何だっけ?」「○○じゃないの?」などと語り合いながら解いてみてください。楽しさ倍増です。

なお本書では、40年来のパズル仲間である杉本幸生にも問題作成を協力してもらいました。ともに昭和を生きてきた両名。制作中に昭和を十分に堪能させていただきました。みなさんも心ゆくまで昭和を旅してください。

西尾徹也

本書を使いこなそう

問題は全5章。いずれも、タテのカギ・ヨコのカギをヒントに解く、クロスワードパズルです。「昭和」をテーマに、流行から政治まで、さまざまな分野にわたり、全55問を用意しました。解答は、各章の終わりにまとめて載せています。巻末には、達成感抜群のチェックシート「タイムスリップ昭和55」がついています。6ページの「本書の使い方」を読んで、効果的に使ってください。

全問解けなくても構いません。考えるだけで、脳は間違いなく活性化します。

もくじ

本書の使い方

全55問のクロスワードを解いて「タイムスリップ昭和55」を制覇しよう！

『思いだしトレーニング　クロスワード』には、昭和をテーマにした、さまざまなクロスワード全55問を掲載しています。そして、1問解くごとに、158～159ページの「タイムスリップ昭和55」の絵を1つずつ塗りつぶして「55問」を制覇するという趣向を加えました。楽しみながら解いて、脳を大いに活性化させましょう。

1　好きな問題から解きましょう

問題は好きな順に解いてください。解きたい問題を解いたら、各問題の解答ページを見て、答え合わせをしましょう。答えが合っていなくても気にすることはありません。後日、また挑戦してください。問題のタイトルは、解答のヒントになっていますよ。

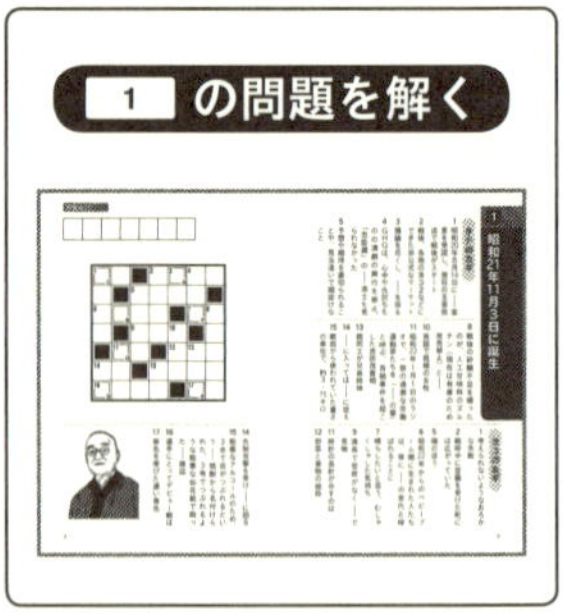

2　「タイムスリップ昭和55」を塗りましょう

問題を解いたら、158～159ページへ。問題番号と同じ番号の「タイムスリップ昭和55」に色をつけましょう。答えが正解でなくても塗って構いません。正解してから塗りたいという方は、ぜひ、そうしてください。そして、昭和の55個すべてに色をつけることを目標にしてください。

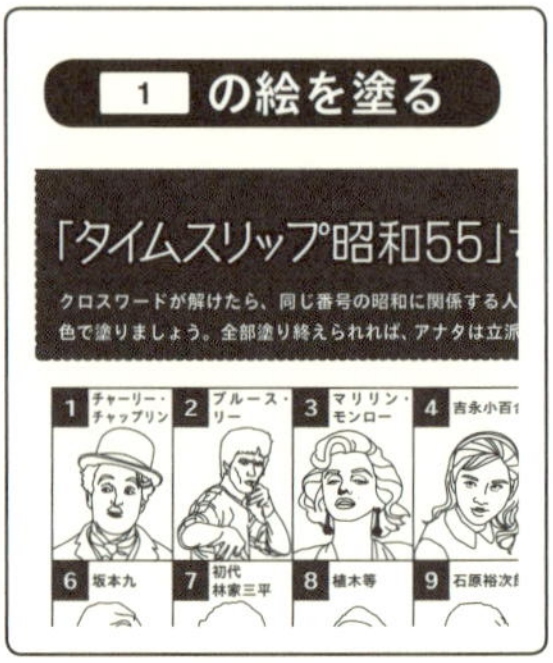

第1章

昭和の
[流行・社会]編

全11問

第1章は「流行・社会」編です。“激動の昭和”と呼ばれた時代でした。戦後の四十数年だけでも、目まぐるしすぎる時代でした。世相を切り取ってみると、さまざまな社会現象もありましたね。時代を反映した“流行モノ”もいっしょに思いだしてみましょう。

1

昭和21年11月3日に誕生

タテのカギ

1 昭和20年8月14日に——宣言を受諾し、翌日の玉音放送で戦後がスタート

2 戦後、各地のヨコ2などにできた非公式なマーケット

3 議論を尽くし、——を採る

4 GHQは、心中や仇討《あだう》ちものの演劇の興行を禁止。「忠臣蔵」の——浪士も見られなかった

5 予想や期待を裏切られることや、見当違いで間抜けなこと

8 戦後の砂糖不足を補ったのが、人工甘味料のズルチン（現在は有害のため発売禁止）と——

10 英語で既婚の女性

11 昭和22年1月1日のラジオで、一部の過激な労働運動家たちを「——の輩」と呼ぶ、舌禍事件を起こした吉田茂首相

13 親同士が兄弟姉妹

14 ——に入っては——に従え

15 戦前から使われていた重さの単位で、約3・75キロ

ヨコのカギ

1 考えられないようなおろかな失敗

2 戦時中に空襲を受けた町には広がっていた

5 端のほう

6 昭和22年からのベビーブーム期に生まれた人たちは、後に——の世代と呼ばれることに

7 晴らしたいと思う、むしゃくしゃした気持ち

9 満員で空席がなく——で見物

11 時計の長針が示すのは

12 野菜と果物の総称

解答は30ページ

A	B	C	D	E	F	G

1 C		■	2	3 A	4	
	■	5				■
6	B			■	7 F	8
	■	9		10	■	
■	11 G		■	12	13	
14		■	15			
16 D				■	17 E	

14 先制攻撃を受け――に回る

15 粗悪なアルコールのため、3合で目がつぶれるという――焼酎から名付けられた、3号でつぶれるような粗悪な仙花紙で刷った――雑誌

16 選手にとってデビュー戦は

17 紫色を帯びた濃い青色

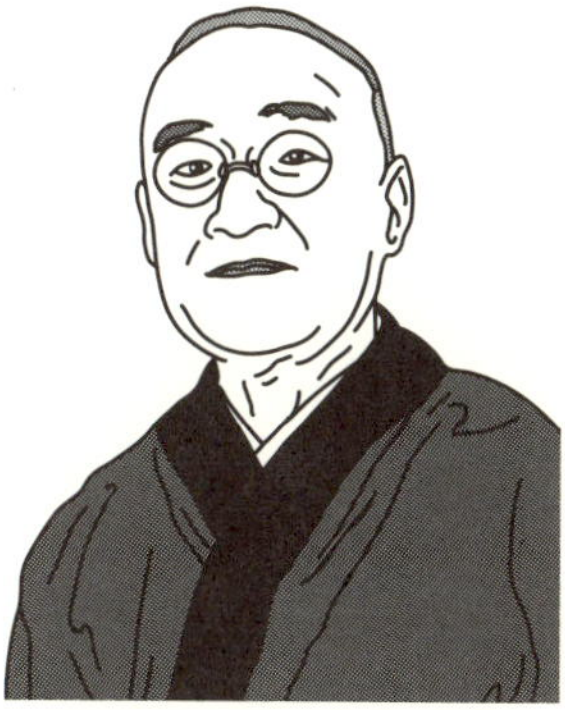

2 昭和25年、アプレ犯罪者が逮捕時に

タテのカギ

1 戦後、人々は復興を目指し、——垂らして働いた

2 昭和24年のＮＨＫラジオ「陽気な喫茶店」での内海突破のギャグ「ギョッ」「ギョギョギョギョのギョッ!」や、浅草の軽演劇での伴淳三郎の「——」が大流行

4 昭和26年に、——（国連教育科学文化機関）とＩＬＯ（国際労働機関）に承認を受けて日本が加盟

5 昭和26年頃から戦前に回帰するような復古調（閉店時の「軍艦マーチ」など）を皮肉って、「——コース」という言葉が使われた

7 熱海・伊東・熱川・土肥などの温泉が多い——半島

10 昭和23年にコンビを結成し、夫婦——で大人気だった、ミヤコ蝶々・南都雄二

12 最初にやるべきこと。1丁目1——

13 父である王を毒殺した叔父に復讐《ふくしゅう》するデンマークの——、ハムレット

14 演劇などのおしまい

15 時代劇でのチャンバラ

16 余り物にはあるらしい

ヨコのカギ

3 資本、社会、共産、菜食

6 昭和23年に制定、翌年1月15日に始まった——の日

8 百人一首で、俊恵《しゅんえ》法師の歌に歌われている寝室

9 昭和の頃に使われて「茶だんす」ともいわれた食器棚

10 月光仮面の仮面は英語で

11 昭和20年代に発明された「正村ゲージ」によって、玉が盤面にいる時間が長

解答は31ページ

A	B	C	D	E	F	G

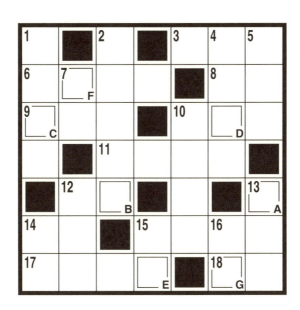

くなり、面白みが倍増。名古屋を発祥地とする――が、全国的なブームに

12 昭和28年に東京・新橋のメッカという酒場で、株ブローカーの遺体が発見された「――・メッカ殺人事件」

14 昭和25年1月1日より、履歴書などへの年齢の記入は数え年から――年齢に

15 昭和24年に135人の死者を出したキティ、翌25年に336人の死者を出したジェーン

17 言葉で伝えること

18 昭和22年の宝――は、特等賞金100万円で話題に

3 昭和30年に登場、家事労働が激減

タテのカギ

1 昭和28年の東京のタバコ屋や薬屋などの店先に、黒から赤に衣がえした――がお目見え

2 言葉（特に和歌）のこと

3 昭和28年はテレビ放送が始まった〝テレビ元年〟。この年にNHKで放送が開始された番組「――」は、出題された文章を身振りだけで表現して答えさせるという、見せる要素のあるテレビにピッタリのゲーム。司会は、アナウンサーの高橋圭三や小川宏などが務めた

4 慈善や被害者救済の趣旨で差し出す金銭

9 「――を容《い》れる」とは直接関係はないのに、横から口出しすること

11 酒を売る店や、酒を飲ませる店

13 繁華街の中心から離れた場所

15 ――の一字で、じっとこらえる

ヨコのカギ

1 じゃんけんぽん！　――でしょ！

3 昭和28年に国産初の噴流式洗濯機が発売され、電気冷蔵庫、白黒テレビとともに〝三種の――〟といわれた

5 とりたててすぐれた点

6 ――腫《は》れ物ところ嫌わず

7 英語でいうと、禁煙していそうな鳥

8 評論家の大宅壮一が昭和32年に記したコラムの一節。「ラジオ、テレビというもっとも進歩したマス・コミ機関によって、〝一億――

解答は31ページ

A	B	C	D	E	F	G	H

1	E	2	■	3	B	4
	■	5			■	
6 A			■	7 D		
	■	8 F	9		■	
10	11	■	12		13	G
■	14	15				■
16 H				■	17	C

化〃運動が展開されているといってもよい」

10 自分のことを偉そうにいう鳥

12 猿芝居と似た意味の――劇

14 〃八頭身美人〃の伊東絹子が昭和28年のミス・――コンテストで3位に入賞し、日本女性のスタイルに対するコンプレックスを払拭《ふっしょく》した

16 昭和27年に共産党――の「アカハタ」が、2年ぶりに復刊

17 昭和30年頃の――には、満員電車に客をつめ込む「押し屋」がいた

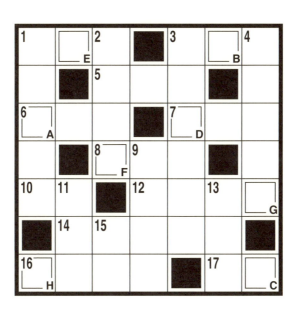

4 日本初は昭和35年、普及はまだまだ

タテのカギ

1 昭和33年に、皇太子だった陛下と正田美智子さんの翌年の結婚が決定。民間から出る初の皇太子妃として世間から大いに注目され、〝――・ブーム〟を引き起こした
2 政治家や役人と組み、公的な経済活動に便乗して巨額の利益を得ようとする業者
3 昭和34年頃から出没し始めた、マフラーを外したオートバイで走り回る――族
4 昭和33年に爆発的ブームとなった、腰をグルグル回す硬質ポリエチレンの輪っか
5 日帰りではありません
11 気になる血糖値の――
12 ――は熱いうちに打て
13 昭和35年に販売が開始された小学生向けの玩具の銃で威力はとても弱い――鉄砲
14 昭和32年の新語で流行語となった「過度な緊張から不眠、イライラ、精神不安定など、多くの病気の原因となるもの」をさす言葉
15 昭和の子どもたちの遊び場でもあった――屋
16 白雪姫を助けた7人の――
17 おれも――が回ったな
19 へぼ将棋――より飛車をかわいがり

ヨコのカギ

1 昭和34年に、東京都労働局が母子世帯や夫を亡くした妻の失業対策事業として始めた、学童の交通整理員。一般には〝――のおばさん〟といわれた
3 昭和34年、前年に昭和基地に置き去りにした――犬15頭のうち、タロ・ジロの生存が確認され帰国
6 動物の毛の生えぐあい
7 チベットの僧侶
8 安藤百福が開発した、初の即席めん「――ラーメン」は、

解答は32ページ

A	B	C	D	E	F

1		2	■	3 A		4	5
	■	6			■	7 B	
8			■	9			
C	■	10	11		■		■
■	12 D	■		■	13		14
15		16		17		■	
	■	F	■	18		19	E
20				■	21		

昭和33年に発売開始

9 ——かまわず突っ走る

10 工作物などを研磨する工具

13 包帯を石膏《せっこう》で固めた、骨折した部分を固定するもの

15 昭和35年に発売され、大ブームとなった腕に絡ませるビニール製の人形「木のぼりウインキー」の、マスコミが命名して広まった愛称

18 京の——、大阪の食い倒れ

20 昭和35年に「——倍増計画」をぶち上げ「私は嘘は申しません」と、この年の流行語となったコピーを放った池田勇人首相

21 医学実験に用いるハツカネズミの飼養白変種

5 昭和40年代の女性ファッション

タテのカギ

1 昭和35年に、日本赤十字社が「愛の——運動」を開始

2 ——に失敗し、遅れをとる

3 エデンの園のアダムの妻

4 繰り返されたりする

5 労働者が春闘などで打つ

7 当然果たさなければならない任務や義務

9 昭和39年頃に大学生を中心とした若者に定着した、アメリカの名門大学学生風ファッションの——・ルック

11 ——大敵、気を緩めずに

13 昭和40年頃の庶民の憧れだったカラーテレビやクーラーなどの3種は——といわれた

15 昭和30年代後半、植木等による調子良く奔放にふるまう、——男が時代の象徴に

17 ——あれば苦あり

18 昭和38年にソ連のボストーク6号に乗った初の女性飛行士、テレシコワの地球に向けての第一声「私は——」

20 建物の外に設けた浴場

21 昭和39年にルーブル美術館門外不出の、——のヴィーナス展が東京・京都で開かれ172万人がつめかけた

22 ——に上がった河童は力が出ない

ヨコのカギ

1 昭和38年、翌年の東京五輪に向けて日米間の初のテレビ衛星中継に成功。この時、日本のブラウン管に送られてきたのは——米大統領暗殺という衝撃のニュースだった

4 昭和36年、欧州・マン島での国際オートバイ——で本田技研が1～5位を独占

6 多すぎてあり余っている

8 毛皮の表面に立っている毛

10 器械を使わない——体操

12 ペアです

13 撞木《しゅもく》や鋸《のこぎり》もあります

解答は32ページ

A	B	C	D	E	F

1		2	3	■	4		5 C
	■	6		7		■	
8	9		■	10 F		11	■
12		■	13		■	14	15
■	16			■	17		
18	E	■	19	20		■	
	■	21 A			■	22	B
23			■	24		D	

14 昭和の時代、公共事業といえば、ムダな――建設が定番でした

16 誰にでもいい顔の八方――

17 プロ野球のリーグ戦が団子状態の時、スポーツ新聞がよく使う言葉。パ・リーグは混パ、セ・リーグは――

タテ

18 13の1つ

19 ＋－×÷

21 牛・豚・羊などの食用肉

22 ――のいぬ間に洗濯

23 入ると迷って出られない!?

24 朝日・毎日・読売の三大日刊紙が昭和40年に新聞少年の休息のため、段階的に日曜日の――を廃止

6 昭和43年にコスプレ警察官が…

タテのカギ

1 昭和46年の全日空機と自衛隊機の衝突事故の原因となった、「異常接近」を意味する航空用語
2 昭和41年の出生率が前年比25%減となった原因
3 太公望の趣味
4 焼いた鮭の——を弁当に
5 悪者の一味
7 学生運動が盛んだった昭和43年の東大駒場祭で、橋本治が制作したポスターの、銀杏の刺青をした男の絵に添えた言葉「とめてくれるな——背中のいちょうが泣いている男東大どこへ行く」
10 第2次世界大戦中に少女アンネが書いていたもの
13 借金返済を迫る暴力団員2人を射殺し、寸又峡《すまたきょう》温泉で宿泊客を人質にライフルとダイナマイトを持ち、籠城した昭和43年の——事件
14 昭和44年に住友銀行が——で現金を引き出せる、自動支払機を初めて設置
16 昭和43年発売。AM・FM・短波放送が入り、すぐに録音・再生ができる機器
17 革新的な思想をもつ人
18 遊女などの前借金を支払い、勤めから身を引かせること
20 おべっかを使う時に擂《す》る

ヨコのカギ

1 印刷やコピーではなく実際に手で書いたもの
4 昭和43年にアメリカの公民権運動の黒人指導者として敬愛された——牧師が暗殺され、各地で黒人暴動が起こった
6 電車でドアが開くと客は
8 見た目のよさ
9 宅配便の車に載っています
11 雲と霞
12 昭和45年開催の大阪万博で「——の石」を展示したアメ

解答は33ページ

A	B	C	D	E	F	G	H	I

1	D	2	3	■	4	I	5
	■	6		7 C		■	
8		E	■	9		10	■
	■	11			■	12	13
■	14		■	15	16		F
17 A		■	18		G	■	
19		20		■	21	B	
	■	22	H			■	

リカ館には、連日長蛇の列

14 同じ――の飯を食った仲間

15 昭和42年の朝日新聞「天声人語」に、公益質屋がここ7年間で半分以下に減ったのは、身分証明書1枚、担保なしで金を貸す――が人気だからという意味の記述が

17 イギリスでナイトなどの敬称

18 刑事の反対、といっても犯罪者ではありません

19 昭和45年、赤軍派の学生9人によって、日航機の――がハイジャックされ、乗客の身代わりになり、山村新治郎政務次官と乗員が平壌へ

21 甘くて美味

22 勝負で負けることが習慣に

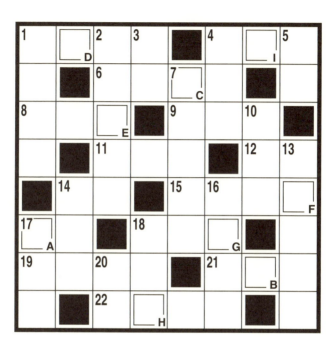

7 昭和48年の狂乱物価の引き金

タテのカギ

2 「日本――改造論」を引っ提げ、高等小学校卒という学歴の田中角栄が昭和47年に首相就任
3 鬼を追い払う節分のもとになった朝廷の年中行事
4 大掃除で天井の――をはらう
5 よし行こう。レッツ・――
6 成田空港建設に反対するため、――に砦《とりで》や地下要塞が設置され、昭和46年の撤去時には警察隊と反対派が衝突し警官3人が死亡
9 主役を踊るバレリーナ
10 ベストじゃないが他よりまし
11 無法、無理なこと
13 宮本武蔵は二刀流の――
16 ある物事に関係すること
17 「日本書紀」にあらわれ目撃談があとを絶たず、昭和48年には捕獲に懸賞がかけられた、ずんぐりむっくりのお化けへび
18 相撲取りの土俵ネーム？
20 昭和50年にクアラルンプールの米大使館領事部、スウェーデン大使館を占拠し、仲間の7人の釈放を求めた日本――
22 落語家なら独演会、歌手ならワンマン・――
23 役所などから民衆に出す布告
24 自動車運転の初心者マークの俗称は、――マーク
26 最も面積が大きい県
29 トライアスロンの最後の種目
31 昭和40年代後半には新宿西口に高層――が続々オープン

ヨコのカギ

1 昭和50年代には商業通信などに使われていた、テレタイプを使用した文字による通信手段
5 見込み違い
7 二頭が――になっている狛犬
8 昭和49年、ユリ・ゲラーに触発され、関口少年をはじめ全国から――曲げ少年・少女が続々と
10 昭和48年にパリで――和平協定が調印され、ニクソン大統領は戦争の終結を宣言
12 よく上下する内閣支持――
14 梅雨時は高温――
15 昭和47年に奈良県明日香村で発掘された、極彩色の壁画の装飾が美しい――古墳

解答は33ページ

A	B	C	D	E	F	G

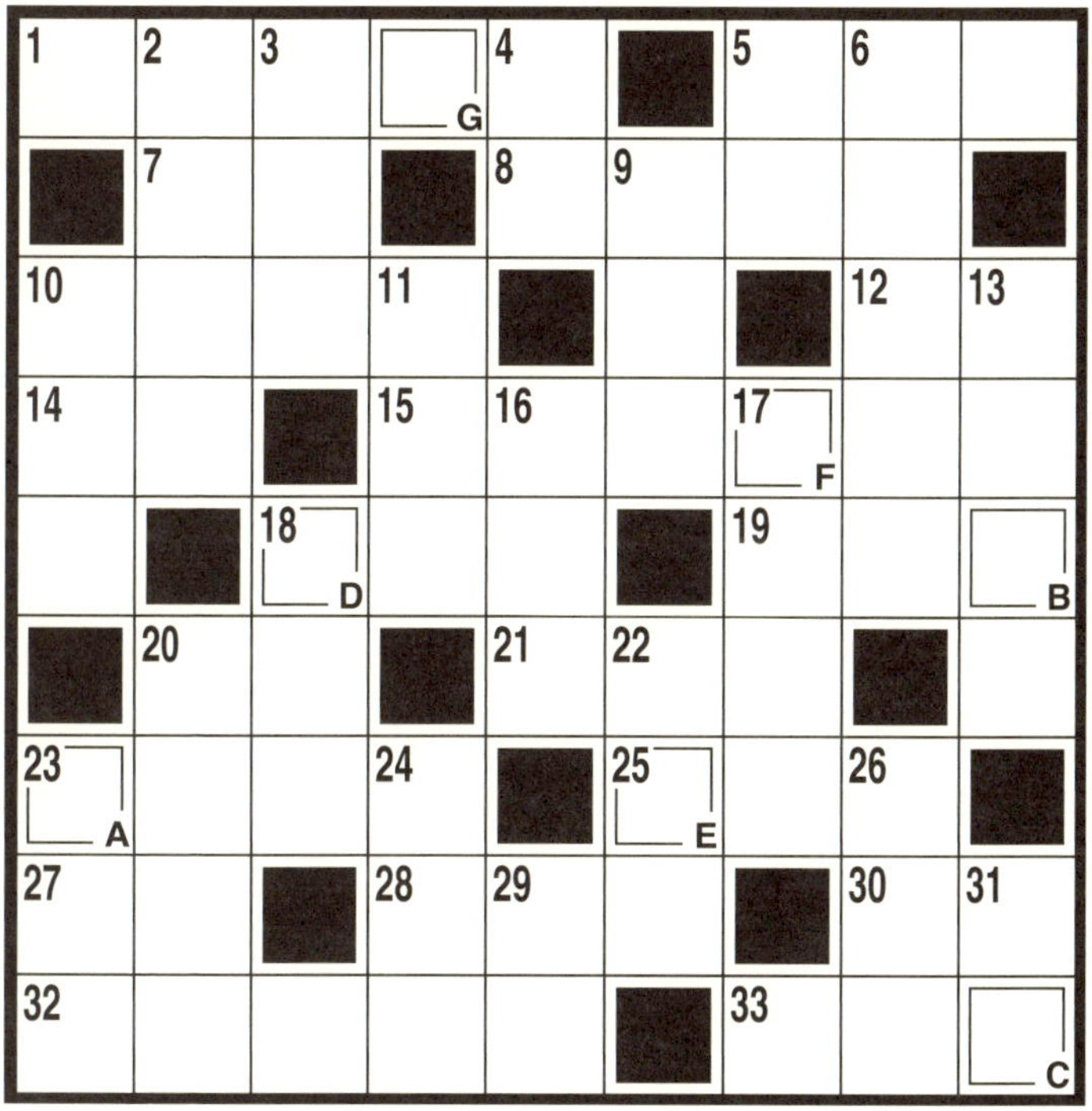

18 ローマ字で表記する時のＫＳＴＮ……などの音
19 新郎新婦の――の言葉
20 世間の事情のこと
21 桜で有名な奈良県中部の地域
23 昭和46年に――返還協定の調印式が行われ、〃核抜き本土並み〃からほど遠いまま翌年に返還
25 昭和47年に「恥ずかしながら帰ってまいりました」と、日本陸軍歩兵第38連隊、――庄一元軍曹がグアム島から帰還
27 俗に鉄砲ともいわれる魚
28 校風はスクール・――
30 謝罪する時に入れます
32 一般のものより価格を抑えるために作られた――の商品
33 昭和48年に九段の――から連れ出され、行方不明となった韓国の政治家の金大中

8 昭和52年に170万台売れて安眠

タテのカギ

1 昭和にいた「めし、——、ねる」の三語亭主

2 昭和51年にヤマト運輸の——が始まり「小口の物を戸口から戸口へ」というサービス性と、安さが受け、郵便小包や国鉄の鉄道小荷物のシェアを侵食

3 ヨコ7の事件では、——100個が1億円に相当

4 住所または広告の略称

5 昭和52年に文部省が小・中学校の新学習指導要領を発表し、その中で「——」を国歌と明記

6 昭和52年、日本でも——おむつが発売され都市部のママに浸透

8 柱の——は背くらべの跡

9 365日または366日

11 昭和52年に、警察が芸能人——喫煙者を大量に摘発

12 容疑は晴れた

14 「前科」の警察用語

16 関西でよく使われる——醤油

18 ない——は振れぬ

20 メーカー特約販売店

22 ヒトかサルかと話題をよんだ、——君が昭和51年に来日。あっさりサルと解明されて終息

24 昭和52年に世界初のピント合わせまで自動化した、押すだけでピンボケなしの——が登場

26 かつては巾着切りともいった

27 ——外れの強さを誇る大横綱

29 ——になって怒る

ヨコのカギ

1 臭い物に——をする

3 昭和49年に神奈川県平塚市の団地で、——の音がうるさいと3人が殺害される事件が発生

5 外国人力士が親方になるために必要なこと

7 昭和51年にエアバス・トライスターの売り込みのために、多額の違法な政治献金を行ったことが明らかになった——事件

9 聞いてないよ〜。——に水

10 人と人の離れがたい結びつき

11 昭和49年に、——の「ベルサイユのばら」が宝塚歌劇60年記念公演にとりあげられ〝ベルばらブーム〟が社会的現象に

12 ——に交われば赤くなる

解答は34ページ

A	B	C	D	E	F	G	H

1	2	■	3	4		■	5	6 D
7		8 H			■	9		
■	10			■	11	E		■
12		■	13	14		■	15	16 G
17		18 F	■	19	A	20	■	
■	21		22	■	23			
24	C	■	25	26			■	
	■	27			■	28	29	■
30				■	31 B			

13 行きつく最後のところ
15 ―の東西を問わず
17 労働組合の略
19 画家の商売道具
21 昭和50年代、VHSとベータの2方式の―カセットが発売され、シェア争いを繰り広げた
23 昭和48年に北海道の―駅で発売。幸福駅行きの乗車券の売り上げが半年で300万枚以上
24 隔世の―がある昭和の情景
25 ラジオの聴取者
27 鳥の羽など巻いて、エサに見せかけた擬餌針《ぎじばり》
28 昭和51年に多くのCMに出演し、日本の男の子のハートをつかんだハワイのアグネス・―
30 昭和50年に100円の使い捨て―が発売され、人気商品に
31 音声の出る映画

9 昭和53年に出没した怪しい男

タテのカギ

1 ハンガリーの――教授が発案の6面の色を合わせる立体パズル「――キューブ」が昭和55年に発売され、一大ブームに
2 一寸の――にも五分の魂
3 カメラを向けられ、――サイン
4 釈迦が入滅した後に集まった五百――
5 昭和54年、「鉄の女」といわれたマーガレット・――が、イギリスで西欧先進国初の女性首相に就任
6 米・ロ・英・仏・中の5カ国は国連の常任――国
8 落語家が箸《はし》や煙管《きせる》にするもの
10 殿の息子
12 粋じゃありません
14 昭和53年に登場し、名古屋撃ちなどの攻略法が考案された業務用ゲーム機「スペース――」
15 ――ビジョン、――フォン
17 昭和54年に、EC委員会が日本人を「――小屋と変わらない住宅に住む働き中毒」と記述
19 借家人
20 ――に短し襷《たすき》に長し
21 東京コミックショウのショパン猪狩の蛇使いのセリフ「レッド・――、カモン」
22 野球ではホームもあります
23 旅の――はかき捨て
24 金管楽器を主体に編成された、――バンド
26 空は――の間にか暗くなっていた
28 カイコが食べる唯一のもの

ヨコのカギ

1 ジョギングが家庭でできるという、――ランナーが昭和51年に発売され、爆発的な売れ行き
3 昭和53年に発売された――健康器は話題になったが、家庭でのその後は、パイプハンガー代わりに
7 プライベートの暮らし
9 耳なし芳一の楽器
11 昭和55年、連載を開始した話題の漫画「Dr.スランプ」に登場するロボットの女の子、アラレちゃんによる〝アラレ語〟。「バイちゃ（さよなら）」「――（こんにちは）」が人気に
13 昭和53年に――カイロの「ホカ

解答は34ページ

A	B	C	D	E	F	G	H	I	J

1		2	■	3	4	5		6
	■	7	8				■	
9	10	■		■	11 B	C	12 D	■
13		14		15 F	■	16		17
	■	J	■	18	19		■	I
■	20 G			■	A	■	21	
22			■	23		24		■
	■	25	26	H	■	27		28
29			E	■	30			

ロン」が発売され、普及

16 分不相応な望み

18 ファン―、ラブ―

20 着物をいう幼児語

21 春の花粉症の原因となる木

22 昭和53年にイギリスで世界初の体外受精児が誕生し、試験管―と呼ばれた

23 千石イエスなる教祖が率いる宗教団体「イエスの―」に入信し、失踪した若い女性たちの捜索願に、昭和55年警視庁が幹部を逮捕。信者の女性を全員保護した

25 ―に至らないでよかった

27 ヒバリを英語で

29 昭和55年はジョギングウェアやレオタードなどの―・ファッションが人気に

30 昭和55年の―五輪には不参加だった日本

10 昭和50年代半ば、若い女性に流行

タテのカギ

1 ふもとから遠く離れた山の中
2 男爵のこと
3 亭主元気で——がいい
4 演劇界の用語で舞台のこと
5 昭和55年に大ブーム。セーラー服や学ランを着せ、ツッパリ暴走族に仕立てたネコ
6 中秋に団子とススキを供えて
9 ある分野で正統から外れた特異な存在とみられている人
11 進学や就職の——相談
12 追っかけをする熱狂的な——
15 昭和56年に新潮社が創刊し、低迷していた写真雑誌「——」が、スキャンダリズム路線で、58年には100万部を突破しその後も伸長。59年には講談社も同路線の「フライデー」を創刊
16 お出かけの前に整えます
18 「臨兵闘者皆陣列在前」と——を切る
20 昭和50年代後半に、若い女性をターゲットにしてブームとなった、おしゃれな酒場
21 「無料」を意味した若者言葉
25 ——の悪い無法地帯
27 成田闘争でも造られた外敵の攻撃を防ぐための建造物
28 正月の商い初めに美しく飾った車などで取引先に届ける品
30 パンや餅に生えたりします
31 ミスとミセスを含む敬称

ヨコのカギ

1 昭和56年に沖縄本島北部で発見された、国内では100年ぶりの新種の鳥
7 昭和59年にマスコミをにぎわした三浦和義なる人物と、その妻や愛人も絡んだ〝——疑惑〟
8 失望した時などの「ハ〜」
10 小林綾子、田中裕子、乙羽信子が〝耐える〟女性の三代を演じ視聴率が60%を超えた、昭和58年のNHK朝の連続テレビ小説
13 「そねみ」と並んで使われることも多い言葉
14 「大人気」の音読みは「ダイニンキ」、——読みは「オトナゲ」
15 昭和58年に任天堂から発売され、爆発的な売れ行きとなった、テレビゲーム専用機器の略称
17 京都の金閣寺の正式名

解答は35ページ

A	B	C	D	E	F	G	H	I

1	H	2	3		4	5	■	6
	■	7	F	■	8		9	
10	11		■	12	■	13		
14		■	15	B	16			■
■	17 C	18				■	19	20
21	■	22		■	23	G	■	
24	25	■	26	27	E	■	28	A
■	29	30	I		■	31		
32		D	■	33				

19 相場によって変動する価格

22 バイオリンの1本の弦だけを弾く「――線上のアリア」

23 無料です

24 昭和56年、ロッキード裁判の法廷での検察側証人、榎本三恵子の爆弾発言は〝――のひと刺し〟といわれた

26 戦前の民法で規定されていた、「――相続」

28 昭和56年の柄本明と郷ひろみによる殺虫剤のCMで流行語になった「――、――、カカカ」

29 入浴時にヘチマや軽石、ナイロンたわしなどで

31 一般的なクローバーは

32 ボケとツッコミの漫才――

33 昭和58年4月15日に千葉県浦安市に東京――ランドが開園

11 昭和63年「津軽海峡冬景色」は…

タテのカギ

1 昭和59、60年に「グリコ・森永事件」が発生。脅迫による現金受け渡しの場で確認された〝──の男〟の似顔絵を公開、指名手配されたが未逮捕のまま終息
2 昭和60年のショルダーホンに続き62年に──が登場。通話時にはアンテナを伸ばす必要が
3 昭和59年のCMに登場し、二本足で走るひょうきんな姿がうけた──トカゲ
4 タテ3は、──のCM
5 昭和59年頃、『構造と力』の浅田彰と『チベットのモーツァルト』の中沢新一は、ニュー・──の代表といわれていた
8 ⇕陽
10 昭和59年の秋に東京、名古屋、鹿児島の動物園に、オーストラリアからやってきた動物
12 メインになれない昆虫？
14 昭和61年に市川猿之助演出の派手な宙乗りに話題が集まった〝スーパー歌舞伎〟の演目
15 出演は1人の──・コンサート
16 顔には塗られたくない
17 レースで途中棄権
18 昭和59年の〝禁煙パイポ〟のCMで、3人目のサラリーマンが小指を立てて「私はこれで──を辞めました」
19 ヨコ27が真っ盛りの昭和62年に、安田火災海上が──の「ひまわり」を53億円で落札
23 ジーン・ケリーが土砂降りのなか、持っていた──をたたんで踊る、映画「雨に唄えば」の名シーン
25 ドーム球場は人工です

ヨコのカギ

1 昭和60年前後に、ゆでたまごの漫画「キン肉マン」をモチーフにした、──と呼ばれるキャラクター商品がバカ売れ
3 細長いシュークリームの上部にチョコレートをかけた菓子
6 はらはら、どきどきする──満点の映画
7 蝶もあります
9 家では──いじめされていたシンデレラ
11 流星が燃え尽きずに地上に落下したもの

解答は35ページ

A	B	C	D	E	F	G	H

1		2		■	3	4		5
	■		■	6		H	■	C
7 G			8	■	9		10	■
	■	11		12 A		■	13	14
■	15		■		■	16		
17		D	18	■	19		■	E
	■	20				■	21	
22 B	23	■		■	24	25	■	
26				F	■	27		

13「言葉の——」は、微妙なニュアンスを含んだ言い回しのこと

15 ——すり合うも多生の縁

16 昭和58～59年に放映された、テレビ——「スチュワーデス物語」は主演の堀ちえみのくさい芝居がうけて話題に

17 理論にすぐれた人

19 ボテボテの内野——

20 ごたごたと入り乱れていること

21 昭和55年から21年間にわたり、「ムツゴロウとゆかいな仲間たち」に出演した——正憲

22 丸焼きにされたり、そうめんにされたり

24 警察が追う犯罪者

26 昭和62年に朝起きて髪を洗う人が増加し、生まれた新語

27 昭和の後半から平成ではじけるまでの好況期

…第１章…

解答

ポC	カ	■	ヤ	ケA	ア	ト
ツ	■	ス	ミ	ツ	コ	■
ダ	ンB	カ	イ	■	ウF	サ
ム	■	タ	チ	ミ	■	ツ
■	フG	ン	■	セ	イ	カ
ゴ	テ	■	カ	ス	ト	リ
ウD	イ	ジ	ン	■	コE	ン

1

昭和21年11月3日に誕生

答え　ケンポウコウフ（憲法公布）

2

昭和25年、アプレ犯罪者が逮捕時に

ア	■	ア	■	シ	ユ	ギ
セ	イ(F)	ジ	ン	■	ネ	ヤ
ミ(C)	ズ	ヤ	■	マ	ス(D)	ク
ズ	■	パ	チ	ン	コ	■
■	バ	ー(B)	■	ザ	■	オ(A)
マ	ン	■	タ	イ	フ	ウ
ク	チ	ヅ	テ(E)	■	ク(G)	ジ

答え　オーミステイク

3

昭和30年に登場、家事労働が激減

ア	イ(E)	コ	■	ジ	ン(B)	ギ
カ	■	ト	リ	エ	■	エ
デ(A)	モ	ノ	■	ス(D)	ワ	ン
ン	■	ハ(F)	ク	チ	■	キ
ワ	シ	■	チ	ヤ	バ	ン(G)
■	ユ	ニ	バ	ー	ス	■
キ(H)	カ	ン	シ	■	エ	キ(C)

答え　デンキスイハンキ（電気炊飯器）

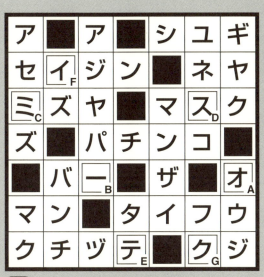

4

日本初は昭和35年、普及はまだまだ

ミ	ド	リ	■	カ A	ラ	フ	ト
ツ	■	ケ	ナ	ミ	■	ラ B	マ
チ	キ	ン	■	ナ	リ	フ	リ
ー C	■	ヤ	ス	リ	■	ー	■
■	テ D	■	ウ	■	ギ	プ	ス
ダ	ツ	コ	チ	ヤ	ン	■	ト
ガ	■	ビ F	■	キ	ダ	オ	レ E
シ	ヨ	ト	ク	■	マ	ウ	ス

答え　カラーテレビ

5

昭和40年代の女性ファッション

ケ	ネ	デ	イ	■	レ	ー	ス C
ン	■	ダ	ブ	ツ	キ	■	ト
ケ	ア	シ	■	ト F	シ	ユ	■
ツ	イ	■	サ	メ	■	ダ	ム
■	ビ	ジ	ン	■	ラ	ン	セ
カ	ー E	■	シ	ソ	ク	■	キ
モ	■	ミ A	ー	ト	■	オ	ニ B
メ	イ	ロ	■	ユ	ウ	カ D	ン

答え　ミニスカート

6

昭和43年にコスプレ警察官が…

ニ	ク D	ヒ	ツ	■	キ	ン I	グ
ア	■	ノ	リ	オ C	リ	■	ル
ミ	バ	エ E	■	ツ	ミ	ニ	■
ス	■	ウ	ン	カ	■	ツ	キ
■	カ	マ	■	サ	ラ	キ	ン F
サ A	ー	■	ミ	ン	ジ G	■	キ
ヨ	ド	ゴ	ウ	■	カ	ン B	ロ
ク	■	マ	ケ H	グ	セ	■	ウ

答え　サンオクエンジケン（三億円事件）

7

昭和48年の狂乱物価の引き金

テ	レ	ツ	ク G	ス	■	ゴ	サ	ン
■	ツ	イ	■	ス	プ	ー	ン	■
ベ	ト	ナ	ム	■	リ	■	リ	ツ
タ	ウ	■	タ	カ	マ	ツ F	ヅ	カ
ー	■	シ D	イ	ン	■	チ	カ	イ B
■	セ	コ	■	ヨ	シ	ノ	■	テ
オ A	キ	ナ	ワ	■	ヨ E	コ	イ	■
フ	グ	■	カ	ラ	ー	■	ワ	ビ
レ	ン	カ	バ	ン	■	ホ	テ	ル C

答え　オイルシヨツク（オイルショック）

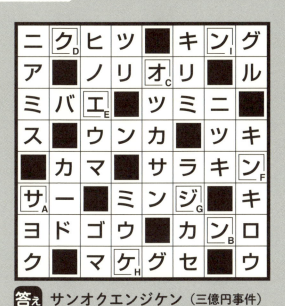

8

昭和52年に170万台売れて安眠

フ	タ	■	ピ	ア	ノ	■	キ	カ(D)
ロ	ツ	キ(H)	ー	ド	■	ネ	ミ	ミ
■	キ	ズ	ナ	■	マ	ン(E)	ガ	■
シ	ユ	■	ツ	マ	リ	■	ヨ	ウ(G)
ロ	ウ	ソ(F)	■	エ	フ(A)	デ	■	ス
■	ビ	デ	オ	■	ア	イ	コ	ク
カ	ン(C)	■	リ	ス	ナ	ー	■	チ
メ	■	ケ	バ	リ	■	ラ	ム	■
ラ	イ	タ	ー	■	ト(B)	ー	キ	ー

答え　フトンカンソウキ（ふとん乾燥機）

9

昭和53年に出没した怪しい男

ル	ー	ム	■	ブ	ラ	サ	ガ	リ
ー	■	シ	セ	イ	カ	ツ	■	ジ
ビ	ワ	■	ン	■	ン(B)	チ(C)	ヤ(D)	■
ツ	カ	イ	ス	テ(F)	■	ヤ	ボ	ウ
ク	■	ン(J)	■	レ	タ	ー	■	サ(I)
■	オ(G)	ベ	ベ	■	ナ(A)	■	ス	ギ
ベ	ビ	ー	■	ハ	コ	ブ	ネ	■
ー	■	ダ	イ	ジ(H)	■	ラ	ー	ク
ス	ポ	ー	ツ(E)	■	モ	ス	ク	ワ

答え　ナンチヤツテオジサン（なんちゃっておじさん）

10

昭和50年代半ば、若い女性に流行

ヤ	ン H	バ	ル	ク	イ	ナ	■	ツ
マ	■	ロ	ス F	■	タ	メ	イ	キ
オ	シ	ン	■	フ	■	ネ	タ	ミ
ク	ン	■	フ	ア B	ミ	コ	ン	■
■	ロ C	ク	オ	ン	ジ	■	ジ	カ
ロ	■	ジ	ー	■	タ	ダ G	■	フ
ハ	チ	■	カ	ト	ク E	■	ハ	エ A
■	ア	カ	ス I	リ	■	ミ	ツ	バ
コ	ン	ビ D	■	デ	イ	ズ	ニ	ー

答え　エアロビクスダンス

11

昭和63年「津軽海峡冬景色」は…

キ	ン	ケ	シ	■	エ	ク	レ	ア
ツ	■	イ	■	ス	リ	ル H	■	カ C
ネ G	ク	タ	イ	■	マ	マ	コ	■
メ	■	イ	ン	セ A	キ	■	ア	ヤ
■	ソ	デ	■	ミ	■	ド	ラ	マ
リ	ロ	ン D	カ	■	ゴ	ロ	■	ト E
タ	■	ワ	イ	ザ	ツ	■	ハ	タ
イ B	カ	■	シ	■	ホ	シ	■	ケ
ア	サ	シ	ヤ	ン F	■	バ	ブ	ル

答え　セイカントンネル（青函トンネル）

昭和の風景① ［流行・社会］編

知るも知らぬも何かは起きる

——西尾徹也

著者の昭和事件史は昭和36年の「第二室戸台風」に始まった。人生最初で最後の（今のところ）床上浸水の経験。子どもたちは先に高台にある寺院の本堂に避難。大人たちも含めて全員無事だったが、台風が去った後の町や家の惨状には驚きを隠せなかった。

続いては「ケネディ暗殺事件」。昭和38年11月23日（現地時間11月22日）の日米間の初のテレビ衛星中継により、ブラウン管に送られてきたパレードでの狙撃というニュースには大きな衝撃を受けた。

東京五輪はスポーツ編にまかせ、次に挙げるとすれば昭和44年の「アポロ11号」となる。人類が月面に初めて足跡を残した姿が宇宙中継され、これまたテレビの画面にかぶりつき。翌日は1面でこの「事件」を伝える主要新聞を買いあさったものだ。

高校に入学後の最初の遠足が「大阪万博」だった。昭和45年。人気のアメリカ館は長蛇の列だし、園内にいるのが数時間ではあちこち見て回るのも忙しいということで、大半を空いていたカナダ館で過ごしていた。万博はこの1回きりだから万博のことはほとんど憶《おぼ》えていない。

記憶がないといえば昭和47年の「あさま山荘事件」も著者には空白だ。事件当時、とあるイベントの準備で高校に長く泊まり込んでいて（非公式）、テレビを見たり新聞を読んだりできる環境になく、そんな大きな事件が起こっているとは露も知らなかった。この事件を報じるテレビの画面にくぎ付けだったという同世代の多くとは、話が合わずに困っている。

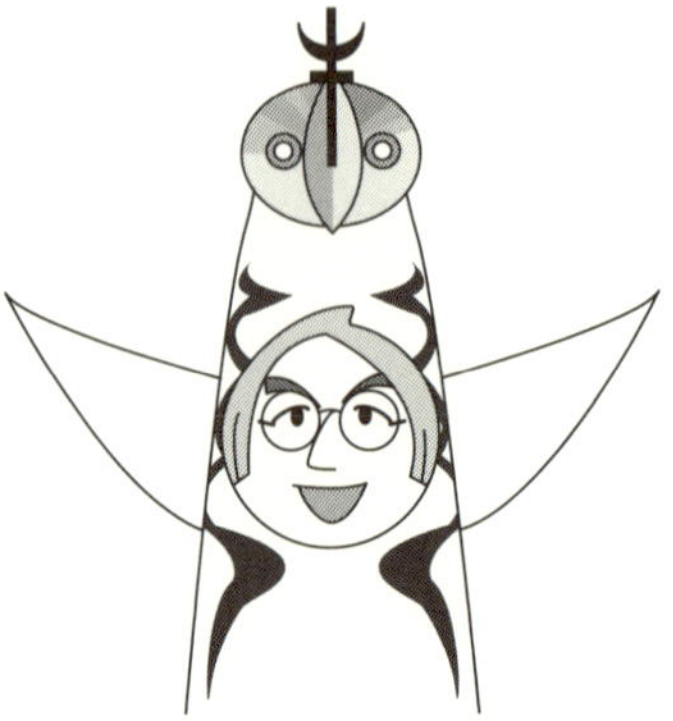

第２章

昭和の［テレビ・ラジオ・映画］編

全11問

第２章は、昭和の時代を華やかに彩った、エンタメの定番、「テレビ・ラジオ・映画」を振り返るクロスワードをお届けします。“テレビっ子”を自任する世代の方なら、おちゃのこさいさいの問題ばかりかもしれませんね。思う存分、お楽しみください。

12 好きな役者を待っていました

タテのカギ

1 昭和26年にラジオからスタートした国民的番組、「――歌合戦」

2 ブルース・リーを世界的スターにした作品は、昭和48年公開の「――ドラゴン」

3 昭和30年放送のNHK「私の秘密」で、初代司会者を務めたのは、――圭三

4 昭和39年に始まって、長くお正月の恒例番組だった、「新春――大会」

7 女子大生をメジャーにした番組「オール――フジ」

10 楠田枝里子とのペアで、人気番組「なるほど！ザ・ワールド」の司会をしていた、愛川――

12 海外でも人気を博した昭和58年のNHKの朝ドラ

13 昭和35年放送のテレビ版「笛吹――」は、北大路欣也が主演

14 南田洋子主演の朝ドラで、昭和45年の作品は空にかかるコレ

16 「素浪人 花山大吉」を演じた近衛十四郎は、仁科克基の――

ヨコのカギ

1 永六輔や無《む》着《ちゃく》成《せい》恭《きょう》らが回答していたTBSラジオの「――電話相談室」

3 若大将シリーズでライバル役の青大将は、――邦衛

5 「浮世舞台の花道は表もあれば裏もある」のフレーズが心に染みた歌番組「――の花道」

6 料理番組「ごちそうさま」を夫の高島忠夫と担当していた、寿美――

8 「必殺仕掛人」で西村左内

解答は60ページ

A	B	C	D

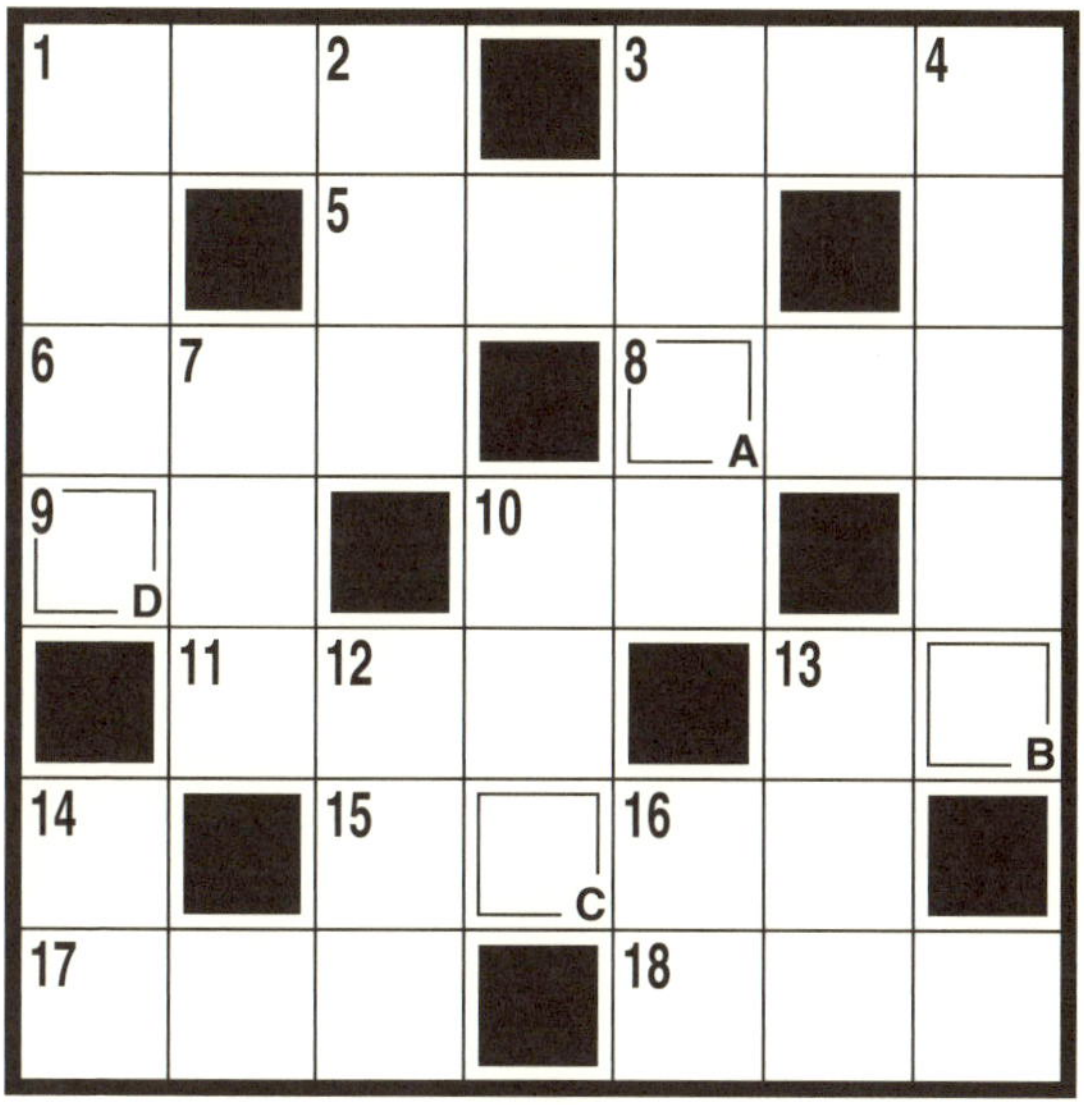

を演じた、――与一

9 出すぎると打たれます

10 アニメ「リボンの――」は、手塚治虫の作品

11 楽譜の五線の左端に書くのは、――記号

13 クイズ「ヒントでピント」の司会者は、――まさる

15 石丸謙二郎のナレーションによる「世界の――から」は、昭和62年のスタート

17 銭湯が舞台で、お色気シーンも売りの1つだったドラマ「――ですよ」

18 「必殺」シリーズで中村主水を演じた、――まこと

13 クイズ番組の大切な「顔」

タテのカギ

1「1分間で100万円のチャンス」を、キャッチフレーズにしていたクイズ番組

2 アメリカのアクションドラマで、元陸軍コマンド部隊出身の4人組が活躍する「特攻――Aチーム」

3 いろんな物の値段を出題した、大橋巨泉司会の「世界――HOWマッチ」

4 昭和38年に始まった「アップダウンクイズ」の賞品は、ここへの旅行。当時は〝夢の――〟といわれた

7 上方漫才の名人芸を披露した「いとこい」といえば、夢路いとし・喜味――の兄弟コンビ

9 飛行機で輸送すること

11 ――テレビは昭和40年代から、一般家庭にも普及

13 テレビも映画も、――は今ほど規制もうるさくなかったね

15「ウルトラマン」の前に放送していたのは、「ウルトラ――」

17 不在時のテレビの――録は、昭和の時代はビデオテープ

ヨコのカギ

1 **タテ1**の初代MCは、――二郎、2代目は山口崇

3 昭和50年代に人気だった女子プロレスの草分け的存在、――文朱

5 番組の最後に出演者やスタッフを紹介するのがエンド――

6 テレビが普及していなかった時代、持っている家には――三軒両隣から見に来たもの

8 授けてもらうと免許皆伝

10 ドングリが実り、キノコ

解答は61ページ

A	B	C	D	E

1		2 E	■	3		4
	■	5			■	
6	7		■	8	9	C
10 A		■	11 B			■
12		13		■	14	15
	■	16		17	■	
18		D	■	19		

の原木にもなる木

11 NHK「連想ゲーム」の白組キャプテンだった、――芳郎

12「夜のヒットスタジオ」の司会といえばこの人、――真理

14「スケバン刑事」の初代麻宮サキは、斉藤――

16 木之内みどりが警察犬の訓練士を演じた「刑事犬――」

18 テレビが家にやってきて、当時の――は一変した

19 新人発掘番組の先駆けといえるのが、「――誕生」

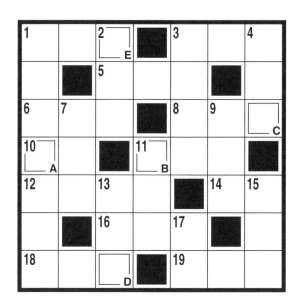

14 夏といえばコレだったなぁ…

タテのカギ

1 昭和61年に始まった、トレンディドラマの元祖といえる「男女七人――」。明石家さんまと大竹しのぶの掛け合いが見どころだった

2「マカロニ・ウェスタン」と呼ばれる西部劇を量産した国は

3 司会も流暢にこなした外国人タレントの先駆けは、――・ジェームス

4 昭和33年放送の宇宙人っぽくない宇宙人が主人公の特撮物「遊星――」

6 力道山が全盛の頃、脇をかためて活躍したのは、――道明

9 今なら司郎や審司だが、昭和ならやはりミネンコ

11 菅原文太と愛川欽也のコンビで人気だった映画「――野郎」シリーズ

13 文化放送の深夜放送といえば「――! ヤング」

15 月光仮面は、正義の――でいい人でした

17 昭和33年放送のNHKの夕方の帯ドラマだった、「――通り裏」

ヨコのカギ

1 解けない謎をサラリと解いた「――仮面」は、昭和34年の作品

4「東京物語」や「秋刀魚の味」などの名作を残した、――安二郎監督

5 七曲署を舞台にした刑事ドラマ、「――にほえろ!」

7 映画館に入る時に半券を切ってくれた人

8 ジェットストリームの名DJ城達也の名ゼリフ「夜の――のなんと饒舌なことでしょう」

10 アニメ版の前には実写版もあった「鉄腕――」

解答は61ページ

A	B	C	D

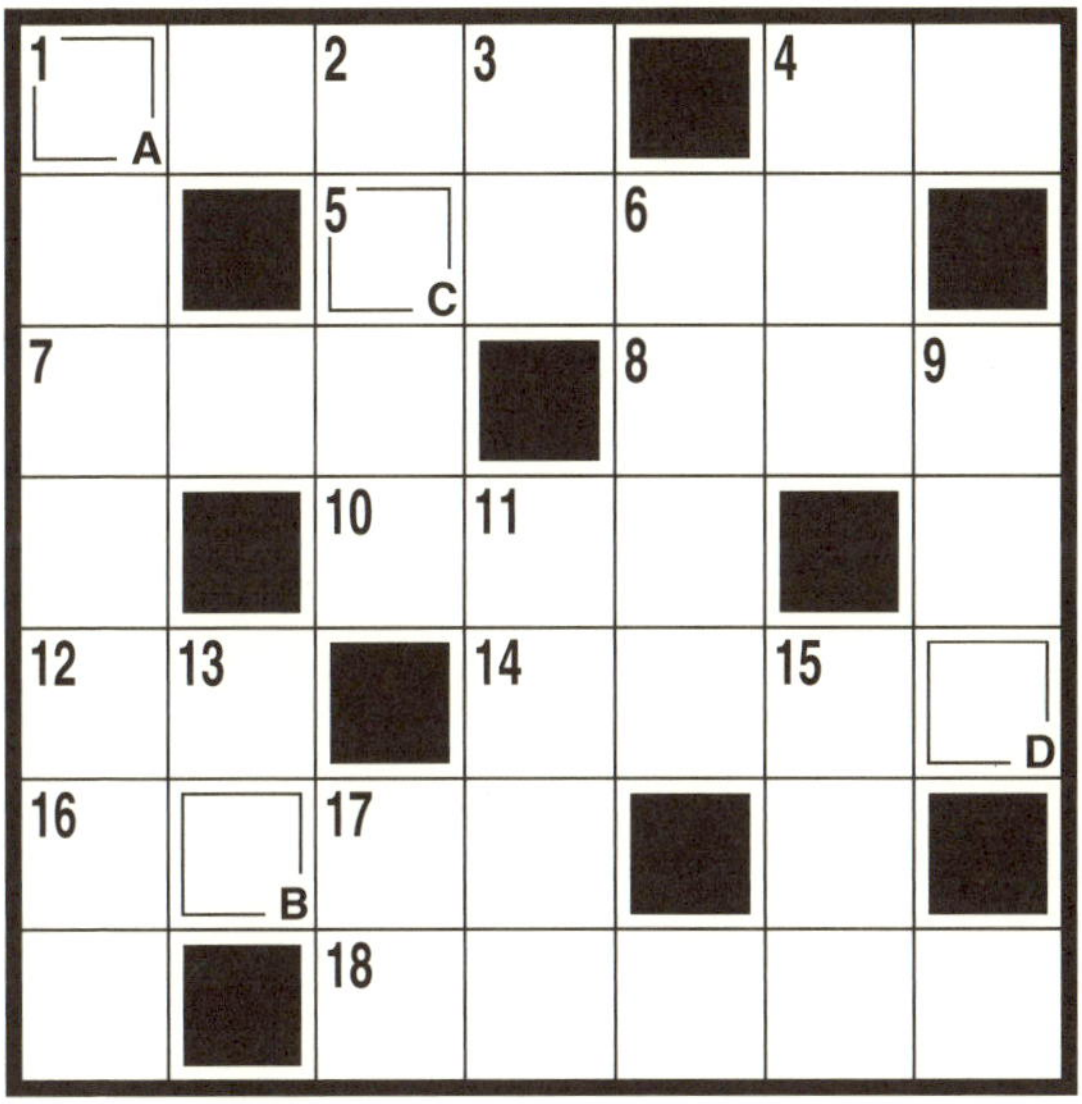

12 捏造《ねつぞう》されたネタは

14 「ローハイド」と並ぶ西部劇の草分け、昭和35年放送の「——牧場」

16 今なら先生は即懲戒処分も、昔のテレビドラマでは結構あったね

18 「少年ジェット」で主人公の少年が乗っていたのは

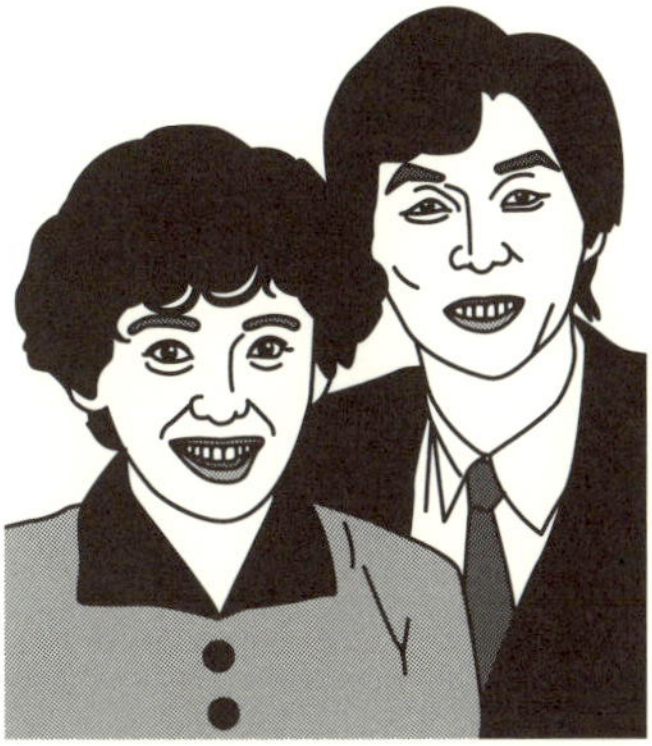

15 カラーの表示が悔しかった

タテのカギ

1 拍子木をたたくトニー谷が司会した「――歌合戦」
2「時間ですよ」で銭湯勤めの浪人生を演じた――正章
3 不倫という言葉を広めたドラマ「金曜日の――たちへ」
5 吉田正が戦時中に旧満州で作り、戦後にヒットした歌がモデルの映画「――の丘」
6 平日の夕方、帯で放送されていたNHKの人形劇、「――村とくるみの木」
8「おはなはん」に続くNHKの朝の連続ドラマで、SLの9633号が活躍した
11 近衛十四郎のキャラが光った時代劇「素浪人――兵庫」
13 大反響を呼んだ高部知子主演ドラマ「――くずし」
15「おばんです」の宮田輝が司会した、「――の歌まつり」
18「裏番組をぶっとばせ」で、体を張って野球拳をしていたコント55号の、坂上――
19「木枯し紋次郎」でクールな無宿人を演じた中村――
21 勝新太郎主演の座頭市が武器にしていた、――杖
23 大河ドラマ「天と地と」や「ジャングル大帝」などの音楽を手掛けた、――勲
24 大人気だったクレージーキャッツのリーダー、――肇
25 気の弱い人の心臓のサイズ

ヨコのカギ

1 米大統領の――は、リンカーン、ガーフィールド、マッキンリー、ケネディの4人
4 11PMの関西版を担当していた、作家の藤本――
7 つかこうへい脚本、深作欣二監督の映画「――行進曲」
9 重いものを転がす時に下に敷く丸太など
10 11PMの裏番組、23時ショーの司会は、作家の――康隆

解答は62ページ

A	B	C	D

1		2	3	■	4	5	6
	■	7		8	■	9	B
10	11		■	12	13		
14 C		■	15			■	
■	16			■	17	18	■
19		■	20	21 A	■	22 D	23
	■	24			25		
26			■	27		■	

12 世界の芸人を紹介していた、「万国――ショー」

14 草を支える中心部

15 正義の味方は死ななかった

16 コルゲンコーワのCMに出ていた、ヘソのない動物

17 桃太郎の家来

19 トンビの好物とされるのは

20 一対一で、――の勝負だ

22 数字を当てる宝くじです

24 昭和49年のNHK朝の連ドラで、一年物の最後の作品

26 時事ネタをコントにしていた番組、「――の漫画」

27 幼い頃に聞いたテレビ番組のテーマソングは、今なお――に残っている

16 台風の時には心配しました

タテのカギ

1 "あたり前田のクラッカー"のキャッチフレーズが耳に残った、「――三度笠」
2 山野や砂漠を車でぶっ飛ばすレース
3 子どもたちが歌声を披露していた「――のど自慢」
4 山城新伍が白装束で活躍した、「――童子」
5 毎回「おはようフェルプスくん」のフレーズから始まった、「――大作戦」
9 スイスとフランスの間にある大きな湖
11 郷ひろみのモノマネで人気があった若人――。今の名前は我修院達也
13 凹の相棒
15 赤塚不二夫の漫画をアニメ化、キャラクターが全員面白かった「天才――」
17 大阪を舞台に描かれた刑事ドラマ、「――刑事」
18 後にスリーファンキーズに加入した、手塚しげおが主演の「――剣之助」
20 千円――がOKなら、千円は大丈夫
21 映画やドラマを屋外で撮影

ヨコのカギ

1 昭和49年に始まった、小林亜星が巨体を揺らせながら演技をしていたドラマは、「――貫太郎一家」
4 ちばてつやの漫画をアニメ化した、石田国松が主役の、「――の旋風」
6 静かにしている時に潜めます
7 「コンバット」で主役をし、その後不慮の死を遂げた――・モロー
8 小川ローザが刺激的だったガソリンCMのキャッチコピー、「オー、――」
10 TPOは、時と場所とコレ

解答は62ページ

A	B	C	D

1 C	2		3	■	4		5
6		■	7			■	
8		9		■	10	11 A	
	■	12		13	■		■
14	15	B	■	16	17		18
■	19		20	■		■	
21		■	22 D				
23				■		■	

12 **タテ1**であんかけの時次郎を演じた、藤田――

14 行いが粗暴です

16 ゴジラやウルトラマンなどで特撮の神様といわれた、――英二

19 隣の空き地に――ができたってねぇ、へぇ〜

21 横山光輝の漫画を特撮ドラマ化した、昭和42年放送の「ジャイアント――」

22 松下電器の提供で、昭和35年放送の特撮ヒーロードラマ、「――キッド」

23 深作欣二監督で菅原文太が刑事を演じた、昭和50年公開の映画「――対組織暴力」

17 やはり中心はテレビでした

タテのカギ

1 昭和56年のNHK朝の連続テレビ小説は、「——の花」
2 川内康範原作、千葉真一主演ドラマ「——の使者」
3 刑事ドラマでも使われる、犯人側から見た警察の隠語
4 昭和42年に始まって、現在も続いているラジオの深夜放送「——ナイトニッポン」
5 「ウルトラマン」のあとを継いだ「ウルトラ——」
7 映画を仏語でいうと——
9 異次元ドラマでは「ミステリーゾーン」と双璧だった、「アウター——」
11 ドタバタコンビが事件を解決する「噂の刑事——とマツ」
13 昭和54年のNHK朝の連続テレビ小説は、長谷川町子原作の「——姉ちゃん」
15 昔のテレビなので、記憶が——なのはご容赦を
16 東から吹く風のこと
17 世代をテーマにした番組、「クイズ！——なんて」
18 昭和51年に始まり今も続く長寿番組、「——の部屋」
19 カーレースがテーマのアニメ「——GoGoGo」
21 豆やお米の1つ1つ

ヨコのカギ

1 NHKの連続テレビ小説は、——の楽しみ
4 「月光仮面」や「隠密剣士」で主役を務めた、——康一
6 リンチンチンと並んで有名だったコリーの名犬
8 横山光輝の少女漫画をアニメ化、「魔法使い——」
10 とんねるず司会の集団お見合い番組、「——紅鯨団」
12 「おれは男だ！」で、森田健作の相手役、早瀬——
13 坂口良子が母親役を演じていた、「ぐうたら——」

解答は63ページ

A	B	C	D	E

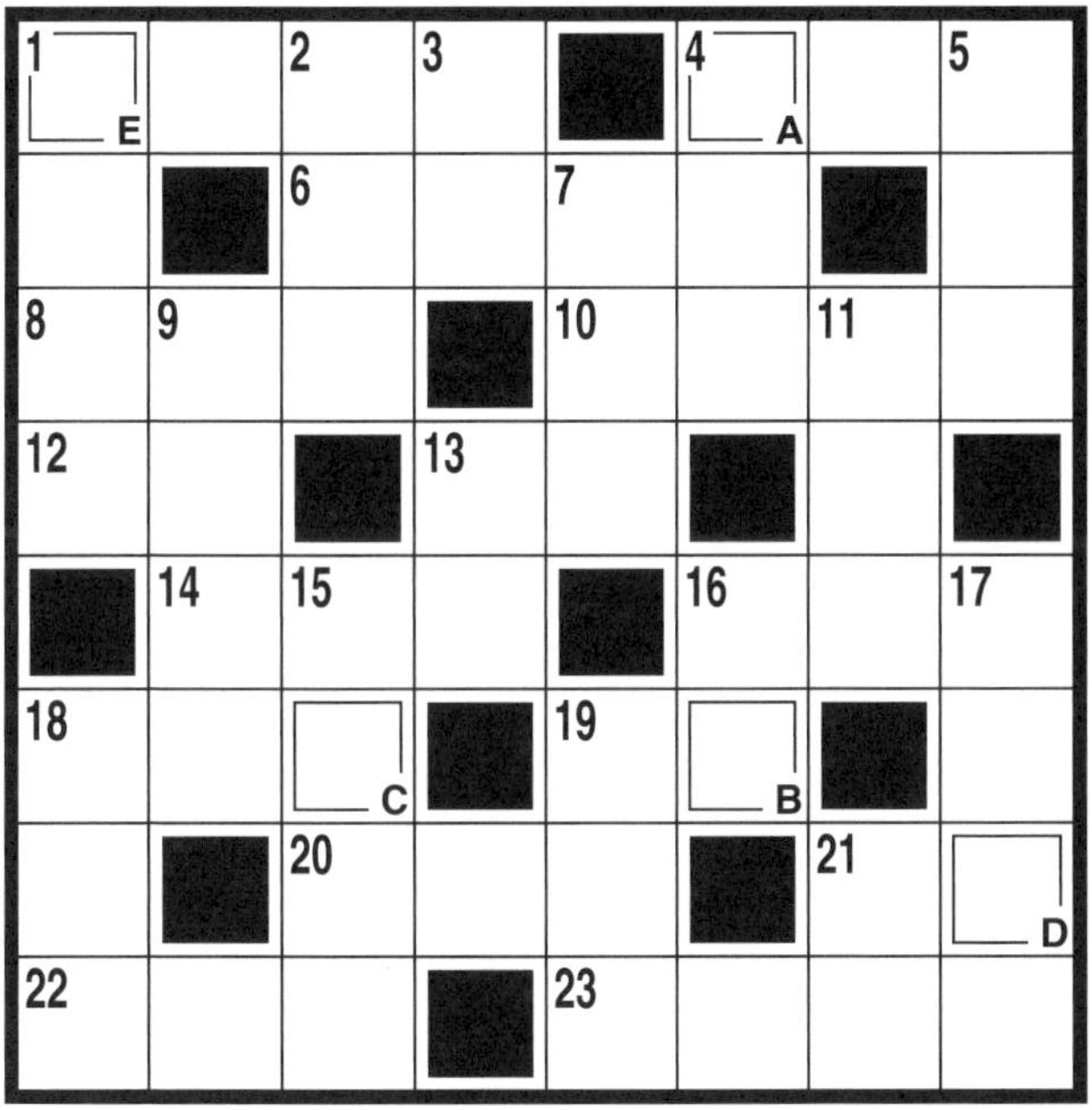

14 みんなで行く旅行です

16 テレビの普及を促したミッチー・ブームは「テニス――の恋」ともてはやされた

18 「3年B組金八先生」で長髪の先生役、武田――

19 テレビがまだ家庭に普及しない頃は、――に繰り出して街頭テレビを楽しんだ

20 伸るか反るか、――に一つだ

21 鬼の頭に

22 「七人の侍」に影響を受けた、昭和36年公開のアメリカ映画、「――の七人」

23 3万サイクルの笛を吹くとやってくるヒーロー、「海底人――」

18 ドラマもいいけど、これぞ王道

タテのカギ

1 昭和の時代には、クイズ番組も数多く作られ、——を使ったものも定番となった。「置いといて」などの言葉も生まれた
2 サブカルチャーをウリにした「11PM」は、海などで楽しむ、このレジャーも取り上げていた
3 昭和52年放送の二谷英明主演の刑事ドラマ、「——最前線」
4 昭和53年に始まった、歌謡番組全盛の頃の中心的番組「ザ・——」
5 切れた凧は飛んでいってしまわずに落下します
6 1960年代に入ると、カラーテレビは——さの象徴になった
8 鉛筆で、HとHBの間は
10 高島政宏と政伸は、一歳違い
12 昭和55年のNHK大河ドラマは、「——の時代」
14 おニャン子クラブを生んだ番組、「——ニャンニャン」
16 赤い仮面の忍者が主役の特撮番組、「仮面の忍者——」
18 数をごまかす時に読む魚
19 「ハイヨー、シルバー」の掛け声が懐かしい西部劇「ローン・——」
21 昭和52年度前期のNHK朝の連続テレビ小説は、「——星」
23 感謝感激雨——。本当にありがとうございます
24 壺井栄の小説を映画化した、昭和29年公開の「二十四の——」
25 「上を向いて歩こう」などのヒット曲を世に送り出した——六輔
27 柿やナスの、ガクの部分

ヨコのカギ

1 「ウーヤーター」のミラクルボイスで敵を倒した、「少年——」
4 数えで88歳のお祝い
7 関西のラジオ深夜放送で、ABCが放送していた、「ヤング——」
9 昔はコレでよく電車が止まった
11 ボール、クリーム、ドリンク、ランディング……
12 奈良公園にたくさんいます
13 小津作品や黒澤作品で枯れた演技を見せた俳優、笠——
15 縛られると動けない
17 歌舞伎の舞台で客席から発せられる掛け声はコレ
18 昭和にはクイズやのど自慢など、

解答は63ページ

A	B	C	D	E

1		2	3	■	4	5 E		6
	■	7		8 C			■	
9	10	■	11			■	12	
13		14		■	15 D	16		■
17			■	18			■	19
	■	20	21	A	■	22		
■	23			■	24		■	
25	B	■	26			■	27	
28				■	29			

視聴者——番組も多数

20 抜けば玉散る氷の——。時代劇で聞いたセリフです

22 月光、七色、ライダーといったヒーローがかぶっていた

23 「少年探偵団」の探偵は、——小五郎

24 チャップリンもダリもアインシュタインも、特徴的な——が有名です

25 小顔ブームの影響で、顔のここが張っていないほうがモテる？

26 紙芝居からスタートして、昭和42年にアニメ化された、「黄金——」

27 昔は——の一番いいところに、テレビは置かれていた

28 キャプテン翼の前に人気だったサッカーアニメ、「赤き血の——」

29 馬がしゃべる荒唐無稽な外国ドラマ「——・エド」

19 今となっては、懐かしい重さ

タテのカギ

1 「あっしには関わりのねぇことです」が決めゼリフ、「──紋次郎」
2 三宅裕司が司会をしていた、アマチュアバンド発掘番組の通称は「──天」
3 昭和34年、「番頭はんと丁稚どん」で、一松を演じた、──一郎
5 アパート管理人が主役のアニメ、「──一刻」
6 「大都会」シリーズで松田優作が出演していたのは、パート──
7 1980年代に大ブレイクした、貴明と憲武の2人組
9 降りてくると、芝居はおしまい
12 この皮で滑るのが、昔のギャグの定番でした
14 ──はるばるやってきた
16 いとしこいしの司会で、早口のゲーム紹介が記憶に残る、「──買いまショウ」
17 プロレスで悪役の方は
19 片岡鶴太郎が司会のバラエティ番組「鶴ちゃんの──5」
20 豪華客船の沈没を描いた映画、「──・アドベンチャー」
21 関口宏司会のクイズ番組は、「わくわく──ランド」
25 子どもの──じゃあるまいし
27 裸で籐椅子に座ったポスターが刺激的だったフランス映画、「エマニエル──」
29 急いては仕損じます
31 独活と書く野菜

ヨコのカギ

1 「北の国から」で北村草太を演じた、岩城──
4 初代は九重佑三子、2代目は大場久美子が演じたドラマは、「──さん」
8 若大将シリーズの主役はもちろんこの人、──雄三
10 とても怖かったSFドラマ、「ミステリー──」
11 父はロバ、母はウマ
13 「これが青春だ」「金八先生」など、──物のドラマも多かった
15 月影兵庫や花山大吉で焼津の半次を演じた、──隆二
17 桂小金治が司会の「アフタヌーンショー」は、──の番組
18 女だらけの水泳大会は、──の定番番組でした

解答は64ページ

A	B	C	D	E	F

1		2	3	■	4	5	6	7
	■	8 E		9	■	10		D
11 B	12	■	13		14	F	■	
15		16		■		■	17	
■	18		■	19		20		
21	■	22			■	23		■
24	25		■	26			■	27
28 A		■	29		■	30	31 C	
32				■	33			

19 フィーリングカップル5vs5が人気だった、「――大作戦」

22 細かいところまで注意が行き届いている

23 アニメの制作時に描かれる、――画

24 ――が悪いテレビは、叩くと一時、よくなったものです

26 動物のペア

28 「太陽にほえろ！」の山さん以下の刑事は、ボスの――

29 オロナミンCのCMで眼鏡を落としていた、大村――

30 首相と海外の首脳が共同記者会見をする時は、――通訳で中継

32 世良公則＆――は、「あんたのバラード」が大ヒットし、歌番組に引っ張りだこでした

33 萩本欽一が視聴者の投稿を元に構成していた、一連の番組

20 放送事故もあったんだろうな…

タテのカギ

1 金原二郎司会の「——脱線ゲーム」、提供はロート製薬
2 宝くじに当たるのに必要
3「おそ松くん」でシェーを連発していた出っ歯のキャラ
4 野球拳で、ジャンケンに負けると一枚ずつ脱いでいった
5 テレビにつないで遊んだ人もいた、元祖落ちゲーム
6「ジェスチャー」で白組キャプテンを長く務めた柳家——
8 メラメラと燃える目が印象的だったアニメ、「巨人の——」
10 最高視聴率が50％超えのお化け番組「——だヨ！全員集合」
13 ——陽水の「皆さんお元気ですか？」という車のCMが自粛に
14 人気深夜ラジオ、「パック——ミュージック」
16「スチュワーデス物語」定番のセリフ「私は——でノロマな亀」
17 昭和41年放送のサマンサとタバサの親子が活躍したアメリカのコメディドラマ、「奥様は——」
18 世代の違いは、——の範囲だよ
19「アフタヌーンショー」で怒りまくっていた司会者、桂——
20 狼に育てられた少年が主人公のアニメ、「狼少年——」
22 自転車の車輪の金属部
23 昔は、東芝や日立といった——メーカーのCMが多かった
24「大岡越前」で長く主役を演じてきたのは、——剛
25 脳外科医が主人公の、アメリカドラマ「——・ケーシー」
26 安部公房の小説を勅使河原宏が映画化した「——の女」

ヨコのカギ

1 刑事ドラマでは、捜査一課を——と呼ぶことも
4「北の国から」は、連続放送終了後、——に続編が放送された
7 タモリ司会のトーク&バラエティ番組「——は最高！」
8「お前はもう死んでいる」が決めゼリフのアニメ「——の拳」
9「快傑ハリマオ」の主題歌を歌っていた、——美智也
11 山田太一原作、脚本のドラマ「ふぞろいの——たち」

解答は64ページ

A	B	C	D	E	F

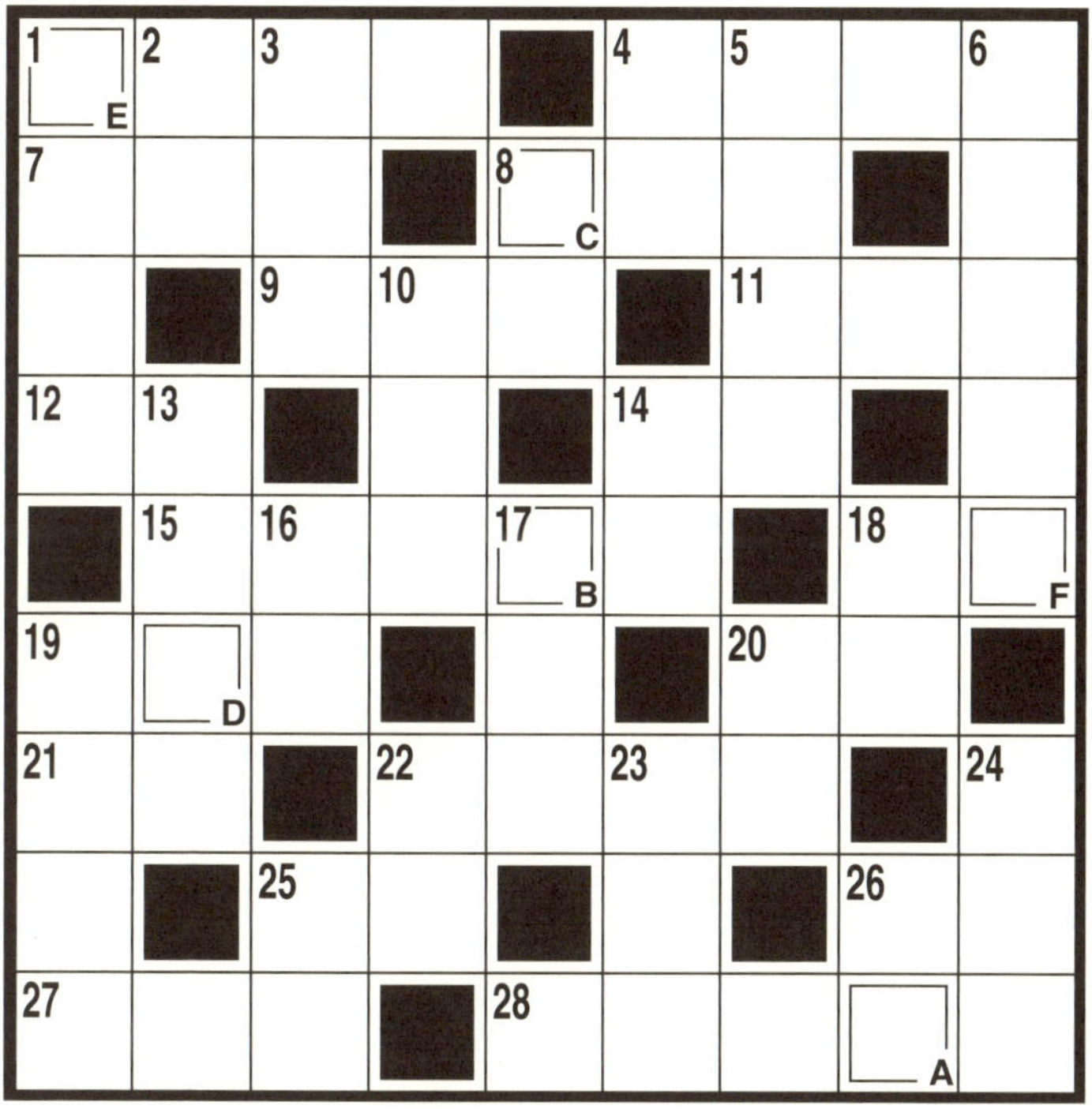

12 音楽シーンを席巻したピンク・レディーは、ミーと――の2人組

14 周りを巡って取り合うゲームも

15 今も続くNHKの超長寿歌番組

18 「ムー一族」の出演者だった、アイドルの――ひろみ

19 「ウルトラQ」などのナレーションを務めていた石坂――

20 ――の放送は……などと話がはずむ、NHKの連続テレビ小説

21 神仏を信じすがること

22 東宝映画の駅前シリーズ、昭和33年公開の第1弾は「駅前――」

25 3人の妖怪が活躍するアニメ、「妖怪人間――」

26 コレで電車もよく止まった

27 新聞記者の活躍を描いた初期のテレビドラマ、「――記者」

28 せんだみつお司会で、関根勤や小堺一機も出演したバラエティ

21 我慢していたトイレに駆け込んだ

タテのカギ

1 和田アキ子司会で、タモリも出演した「金曜10時！――」
2 アメリカのドラマ「わんぱくフリッパー」で、主役を務めていたのはこの動物
3「ザ・ベストテン」の司会といえば、黒柳徹子と――宏
4 クイズ番組「百人に聞きました」の司会は、関口――
5 ラジオで始まった紅白歌合戦、第1回で勝ったのは？
6 昭和51年公開の、悪魔の子どもダミアンが主人公の映画
9「大都会」や「西部警察」は、――プロの作品
12 昭和の名馬シンザンの形容詞は、――の切れ味
14 国会中継では、昔から聞こえていました
16 冬季の街頭テレビ観戦には必要
18「クイズダービー」の〝三択の女王〟といえば、竹下――
20 家族でテレビを楽しむのは、この部屋が多かった
22 ＮＨＫの大河ドラマは、内容を説明する――の声も重要
24 大阪方面で、けちん坊のこと
26 アメリカン・ニューシネマの代表作、「――ライダー」
27「スター・――」の最初の作品は、昭和53年の公開でした
28 ニュースやドキュメンタリーは、――な番組と称されることも
30 仕事を探す時に頼ります

ヨコのカギ

1 週末に生放送されていたワイドショー番組が、「――・エンダー」
4 カトリーヌ・ドヌーヴとマルチェロ・マストロヤンニ主演の、昭和47年の映画
7 不良少年、青年のこと
8 山口百恵主演のドラマ、赤いシリーズ。第1弾は「赤い――」
10 愛川欽也司会の視聴者参加型クイズ番組、「人生ゲームハイ＆――」
11 海や川で泳いでます
13 月光仮面のキャッチフレーズは、月よりの――
15 ハト派よりも強硬
17 あさま山荘――など、テレビは時代を敏感に映し出しました

解答は65ページ

A	B	C	D	E	F

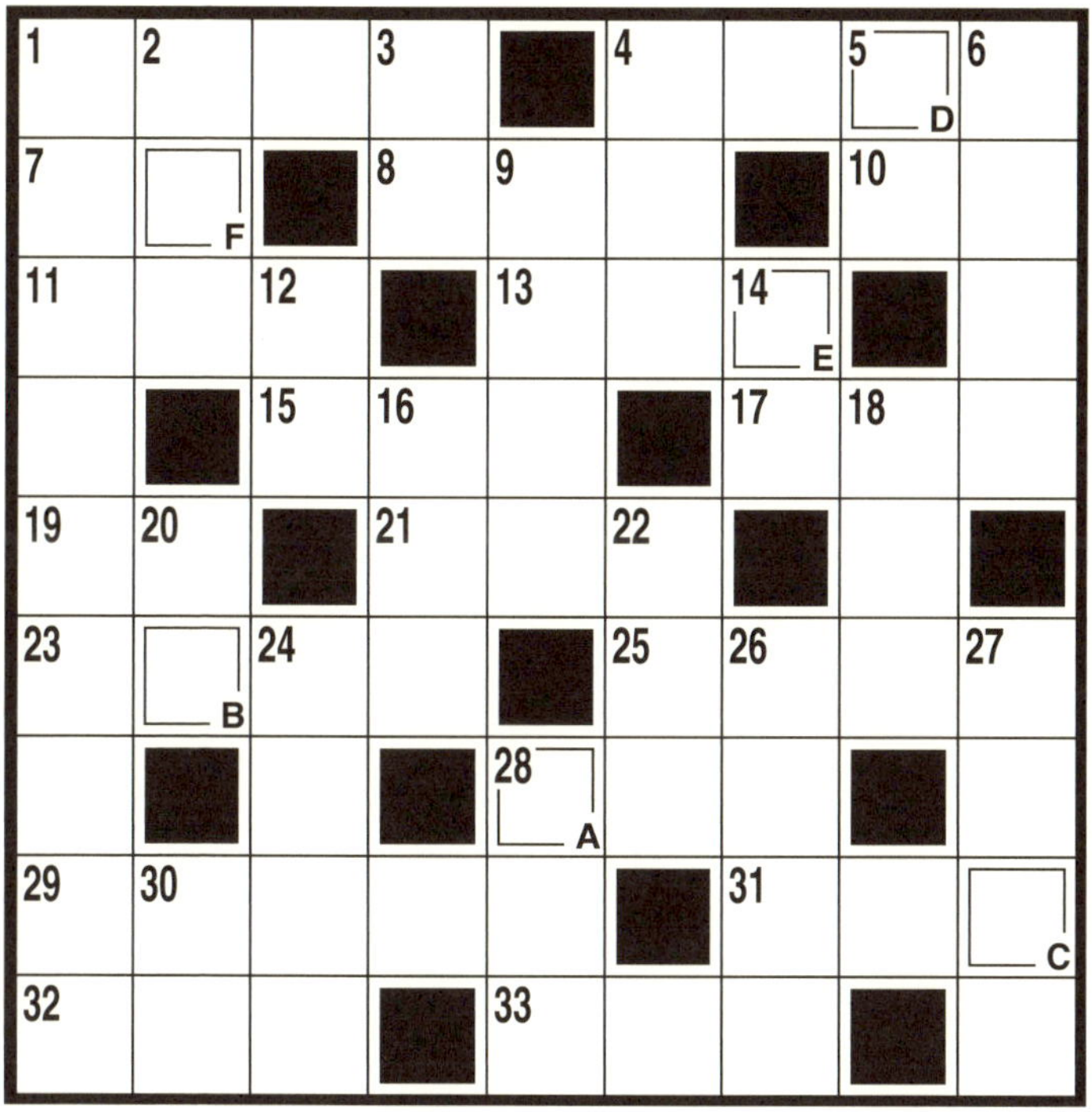

19「北の国から」で五郎の幼馴染みを演じた、――武男

21 中国の僧、鑑真を招いた人々を描いた昭和55年の映画、「天平の――」

23「アイ・アイゲーム」で、「チョメチョメ」という言葉を多用していた、――新伍

25 芸能人の一家が歌声を披露していた「家族――歌合戦」

28「名犬ラッシー」のラッシー。犬種はコレでした。

29 水谷豊が小学校の先生を演じた、「――時代」

31「奥様は魔女」と人気を二分した「可愛い魔女――」

32 移り変わっていくことです

33 クリント・イーストウッドが刑事を演じた映画「ダーティ――」

22 スマホもゲームもなかったしね

タテのカギ

1 「三匹の侍」「水戸黄門」など、昭和の時代にはたくさんあった

2 映画「東京オリンピック」や「木枯し紋次郎」の監督、市川——

4 キックボクシングの沢村忠は、真空飛び膝蹴りの——が見どころ

5 スーパー、ガード、デビルなど

6 剣でZのサインを最後に残して去った、「快傑——」

7 テレビは時代の——を映し出す

9 細工は流々、——を御覧じろ

11 一般応募者が難関をくぐり抜ける、「風雲！——城」

13 泉大助司会のプライスクイズ、「——！当てましょう」

15 特撮人形劇「サンダー——」

16 ダジャレ、——が吹っ飛んだ

17 西日本で、頭の旋毛《つむじ》のこと

20 古い番組も今はコレで見られる

22 アメリカドラマ「アンタッチャブル」の主役は、——・ネス

24 映画「お葬式」「タンポポ」などの監督は、——十三

26 ——100㎞の速さで進む台風

27 学習雑誌の漫画が原作のアニメ、「——ちゃん」は昭和57年放送

29 学生運動を描いたアメリカ映画、「——白書」は昭和45年公開

31 車を売却する時にしてもらう

33 劇団「状況劇場」の主宰者で、自ら役者もやった、——十郎

34 「三匹の侍」の桔梗鋭之介役は、——幹二朗

ヨコのカギ

1 昭和60年の「日航機墜落——」の時は、各局が特番で放送

3 「ヤングリクエスト」の人気コーナー、仁鶴——のマッサージ

6 太陽、みゆき、カミナリ、竹の子

8 「笑点」の初代司会、立川——

10 昭和56年生まれの、六代目中村勘九郎の旧名は、中村——

12 「新婚さんいらっしゃい！」の初期のアシスタントは、——みちよ

14 伝説のショートコント番組、「巨泉×前武——90分」

16 今も続く「世界——発見！」は、昭和61年のスタート

18 日テレ、テレ朝、TBS、フジなどは、——局と呼ばれる

解答は65ページ

A	B	C	D	E	F	G

1	2	■	3	4	5	■	6	7
8 D		9	■	10	E	11		
	■	12	13		■		■	
14	15			■	16		17	■
18		■	19	20		■	21	22
■	23	24	■	25	G	26	■	
27	■	28	29 A		■	30	31	
32	33 C			■	34			B
35		■	36		F	■	37	

19 視聴率で上位に――アップ

21 「欽ドン!」で、良い妻、悪い妻、普通の妻を演じた、中原――

23 初期のテレビで、多くの芸能人の振り付けを担当した、――甫《はじめ》

25 「さんまの――」は昭和60年から

28 月9の初期作品で、陣内孝則主演「君の瞳を――する!」

30 アニメ「あしたのジョー」の主題歌を歌った、尾藤――

32 石原裕次郎、渡哲也、三浦友和がそれぞれ主役を演じた映画、「陽のあたる――」

34 「シャボン玉ホリデー」で、ザ・ピーナッツがハナ肇に食らわす

35 イタリアで使われていた通貨

36 昭和29年生まれの、ハリウッドでも有名なキャラクター

37 運命の赤い――は、ドラマになりやすい

・・・第２章・・・

解答

コ	ド	モ	■	タ	ナ	カ
ウ	■	エ	ン	カ	■	ク
ハ	ナ	ヨ	■	ハ A	ヤ	シ
ク D	イ	■	キ	シ	■	ゲ
■	ト	オ	ン	■	ド	イ B
ニ	■	シ	ヤ C	ソ	ウ	■
ジ	カ	ン	■	フ	ジ	タ

12

好きな役者を待っていました

答え　ハイヤク（配役）

13

クイズ番組の大切な「顔」

タ	ミ	ヤ(E)	■	マ	ツ	ハ
イ	■	ロ	ー	ル	■	ワ
ム	コ	ウ	■	ゴ	ク	イ(C)
シ(A)	イ	■	カ(B)	ト	ウ	■
ヨ	シ	ム	ラ	■	ユ	キ
ツ	■	カ	ー	ル	■	ユ
ク	ラ	シ(D)	■	ス	タ	ー

答え　シカイシャ（司会者）

14

夏といえばコレだったなぁ…

ナ(A)	ナ	イ	ロ	■	オ	ヅ
ツ	■	タ(C)	イ	ヨ	ウ	■
モ	ギ	リ	■	シ	ジ	マ
ノ	■	ア	ト	ム	■	ギ
ガ	セ	■	ラ	ラ	ミ	ー(D)
タ	イ(B)	バ	ツ	■	カ	■
リ	■	ス	ク	ー	タ	ー

答え　ナイター

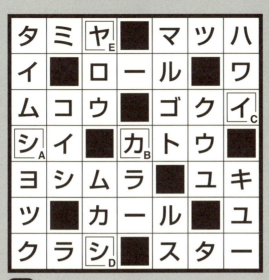

15

カラーの表示が悔しかった

ア	ン	サ	ツ	■	ギ	イ	チ
ベ	■	カ	マ	タ	■	コ	ロ B
ツ	ツ	イ	■	ビ	ツ	ク	リ
ク C	キ	■	フ	ジ	ミ	■	ン
■	カ	エ	ル	■	キ	ジ	■
ア	ゲ	■	サ	シ A	■	ロ D	ト
ツ	■	ハ	ト	コ	ノ	ウ	ミ
オ	ト	ナ	■	ミ	ミ	■	タ

答え　シロクロ（白黒）

16

台風の時には心配しました

テ C	ラ	ウ	チ	■	ハ	リ	ス
ナ	リ	■	ビ	ツ	ク	■	パ
モ	ー	レ	ツ	■	バ	ア A	イ
ン	■	マ	コ	ト	■	キ	■
ヤ	バ	ン B	■	ツ	ブ	ラ	ヤ
■	カ	コ	イ	■	チ	■	グ
ロ	ボ	■	ナ D	シ	ヨ	ナ	ル
ケ	ン	ケ	イ	■	ウ	■	マ

答え　アンテナ

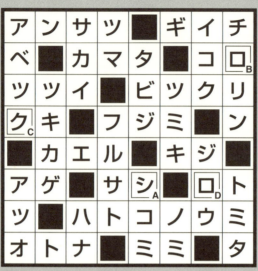

17

やはり中心はテレビでした

マ(E)	イ	ア	サ	■	オ(A)	オ	セ
ン	■	ラ	ツ	シ	ー	■	ブ
サ	リ	ー	■	ネ	ル	ト	ン
ク	ミ	■	マ	マ	■	ミ	■
■	ツ	ア	ー	■	コ	ー	ト
テ	ツ	ヤ(C)	■	マ	チ(B)	■	シ
ツ	■	フ	タ	ツ	■	ツ	ノ(D)
コ	ウ	ヤ	■	ハ	ヤ	ブ	サ

答え　オチャノマ（お茶の間）

18

ドラマもいいけど、これぞ王道

ジ	エ	ツ	ト	■	ベ	イ(E)	ジ	ユ
エ	■	リ	ク	エ(C)	ス	ト	■	タ
ス	ト	■	ソ	フ	ト	■	シ	カ
チ	シ	ユ	ウ	■	テ(D)	ア	シ	■
ヤ	ゴ	ウ	■	サ	ン	カ	■	レ
ー	■	ヤ	イ	バ(A)	■	カ	メ	ン
■	ア	ケ	チ	■	ヒ	ゲ	■	ジ
エ	ラ(B)	■	バ	ツ	ト	■	ヘ	ヤ
イ	レ	ブ	ン	■	ミ	ス	タ	ー

答え　バラエティ

19

今となっては、懐かしい重さ

コ	ウ	イ	チ	■	コ	メ	ツ	ト
ガ	■	カ$_{E}$	ヤ	マ	■	ゾ	ー	ン$_{D}$
ラ$_{B}$	バ	■	ガ	ク	エ	ン$_{F}$	■	ネ
シ	ナ	ガ	ワ	■	ン	■	ヒ	ル
■	ナ	ツ	■	プ	ロ	ポ	ー	ズ
ド	■	チ	ミ	ツ	■	セ	ル	■
ウ	ツ	リ	■	ツ	ガ	イ	■	フ
ブ$_{A}$	カ	■	コ	ン	■	ド	ウ$_{C}$	ジ
ツ	イ	ス	ト	■	キ	ン	ド	ン

答え　ブラウンカン（ブラウン管）

20

放送事故もあったんだろうな…

ソ$_{E}$	ウ	イ	チ	■	フ	テ	イ	キ
コ	ン	ヤ	■	ホ$_{C}$	ク	ト	■	ン
ヌ	■	ミ	ハ	シ	■	リ	ン	ゴ
ケ	イ	■	チ	■	イ	ス	■	ロ
■	ノ	ド	ジ	マ$_{B}$	ン	■	ゴ	ウ$_{F}$
コ	ウ$_{D}$	ジ	■	ジ	■	ケ	サ	■
キ	エ	■	リ	ヨ	カ	ン	■	カ
ン	■	ベ	ム	■	デ	■	ス	ト
ジ	ケ	ン	■	ギ	ン	ザ	ナ$_{A}$	ウ

答え　ナマホウソウ（生放送）

21

我慢していたトイレに駆け込んだ

ウ	イ	ー	ク	■	ヒ	キ	シD	オ
ワ	ルF	■	メ	イ	ロ	■	ロ	ー
サ	カ	ナ	■	シ	シ	ヤE	■	メ
ノ	■	タ	カ	ハ	■	ジ	ケ	ン
チ	イ	■	イ	ラ	カ	■	イ	■
ヤ	マB	シ	ロ	■	タ	イ	コ	ウ
ン	■	ブ	■	コA	リ	ー	■	オ
ネ	ツ	チ	ユ	ウ	■	ジ	ニ	ーC
ル	テ	ン	■	ハ	リ	ー	■	ズ

答え　コマーシャル

22

スマホもゲームもなかったしね

ジ	コ	■	ア	タ	マ	■	ゾ	ク
ダD	ン	シ	■	カ	ンE	タ	ロ	ウ
イ	■	ア	ズ	サ	■	ケ	■	キ
ゲ	バ	ゲ	バ	■	フ	シ	ギ	■
キ	ー	■	リ	ス	ト	■	リ	エ
■	ド	イ	■	マ	ンG	マ	■	リ
ア	■	タ	イA	ホ	■	イ	サ	オ
サ	カC	ミ	チ	■	ヒ	ジ	テ	ツB
リ	ラ	■	ゴ	ジ	ラF	■	イ	ト

答え　イッカダンラン（一家団欒）

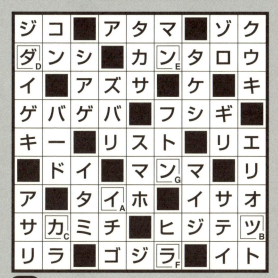

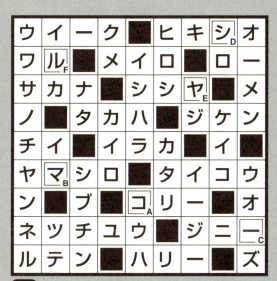

わが家にテレビがやってきた!

――杉本幸生

若者のテレビ離れがいわれて久しい。BSはいうまでもなく、地上波でも高齢者を対象にした作りの番組しか放送していないという印象だ。これから先、今のメインの視聴者がいなくなったらテレビ界はどうなるのか、他人事ながら心配である。

初めて家にテレビがやってきたのがいつだったかは記憶にないが、4本足の、ほぼ楕円に近い画面がポコリと膨らんだものだった。

それからしばらくして、ソニーのトリニトロンカラーがうちにも登場した。四隅が角ばった画面と平らに近いブラウン管で、画質がやたらとよかった覚えがある。サイズはせいぜい13インチか14インチだが、そんな小さな画面を4人家族が食い入るように見ていたものだった。

お気に入りだったのは、白黒テレビで見た「シャボン玉ホリデー」で、ザ・ピーナッツとクレージーキャッツの掛け合い、植木等の「お呼びでない」、谷啓の「ガチョーン」はいまだに自分の中ではギャグのトップ。オープニングとラストのスターダストのシーンは、今でもユーチューブで見ることができるのが嬉しい。

その後は画面が大きくなったり、逆に小さいテレビを自分の部屋に持ち込んだりと、テレビライフも多様化し、さらには液晶になりハイビジョン放送も始まったが、これは平成になってからか。いずれにせよ、本放送の開始とほぼ同時に生まれている年代ゆえ、これからもテレビからは離れられないんだろうね。

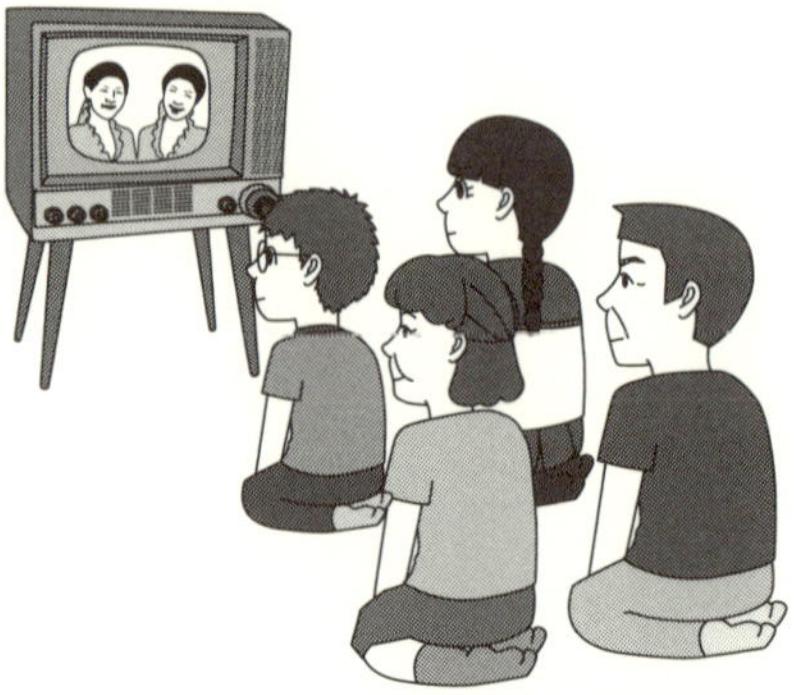

第３章

昭和の
[文学・音楽]編

全11問

第３章は、「文学・音楽」編です。時代に影響を与えたもの、また逆に、時代の影響を受けて生まれたもの……。それが、文学や音楽というものなのかもしれません。昭和の時代を描いた、文化・芸術の移り変わりをクロスワードで見ていきましょう。

23 「女王」と呼ばれた庶民派歌手

タテのカギ

1 床などの高低の差

2 戦前は東京下町限定の紙芝居の人気者だったが、昭和20年に明々社から漫画が刊行されて、全国的なヒーローに

3 東京都のうち、23区を除いた市町村の総称

4 生活のために身を売る女たちの悲しみを「こんな女に誰がした」と歌う、昭和22年の菊池章子のヒット曲「――の流れに」

6 昭和23年の「東京――」に始まり「ヘイヘイ」「ホームラン」「買物」など、服部良一がシリーズで作曲し、戦後を明るくした音楽のリズム

8 神社を表す地図記号

9 現在の岐阜県南部の旧国名は

11 ボクシングで、各ラウンドの開始・終了を知らせる鐘

12 俗に「渋」ともいわれる物質

13 昭和22年に、それまでの漫画のスタイルを打ち破った記念碑的な作品「新宝島」を刊行した、――治虫

16 神主のアシスタントの女性は

ヨコのカギ

1 大正末期にはモボ（モダンボーイ）といわれたような人目を引くおしゃれな男性

5 昆虫のさなぎが成虫に

6 ――は食わねど高楊枝

7 他人に預けて育ててもらう子は

9 保守的な思想傾向

解答は90ページ

A	B	C	D	E	F

1		2	3		■	4
	■	5	A	■	6	D
7 B	8		■	9		■
■	10		11			12
13				■	14 C	
E	■	15		16	■	
17			■	18 F		

10 終戦直後の昭和20年に圧倒的に支持され、愛唱されて人々の生活を彩った並木路子が歌う流行歌（作詞サトウハチロー、作曲万城目正）

13 流行に左右されない――商品

14 2位の金属

15 シベリアから渡来して、日本で越冬する全長24センチくらいの渡り鳥

17 5月5日に新聞紙などを折り紙がわりにして作る

18 1両の金貨

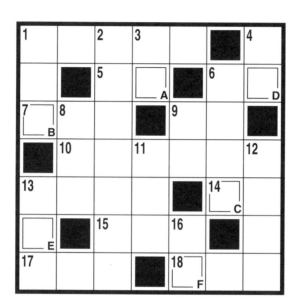

24 多くの若者たちが書き残した

タテのカギ

1 昭和22年に朝日新聞に連載された、石坂洋次郎の青春小説『青い——』は、若者の男女交際の騒動を描き、ベストセラーに。映画も歌も大ヒット

2 とんでもないと否定する時の言葉「——もございません」

3 昭和23年に出版された、ルース・ベネディクトによる日本人論『——と刀』

4 上下をひっくり返して時間を計る器具

6 短歌もこの1つ

8 十分に満足すること

12 昭和26年に日本で初めて発売されたLPレコード第1号は、ベートーベンの「——交響曲」

13 昭和24〜26年に出版社の参入が相次ぎ、昭和初期以来の第2次——本ブームに

15 保育所などで児童の保育にあたる女子職員の俗称

16 海外旅行でぼける原因

ヨコのカギ

1 戦時中に書かれた作品だが、昭和24〜25年にベストセラーとなった谷崎潤一郎の小説。大阪船場の商家の四人姉妹の生活を描いた

5 その手は——の焼き蛤

7 暁テル子が「コッコッコッコッコケッコー」と歌い、昭和26年に大ヒットした「——の卵売り」

9 笑う——には福来《きた》る

10 風車とともに、オランダのシンボルとなっている水路

11 酔っぱらって——を巻く

解答は91ページ

A	B	C	D	E	F	G	H	I

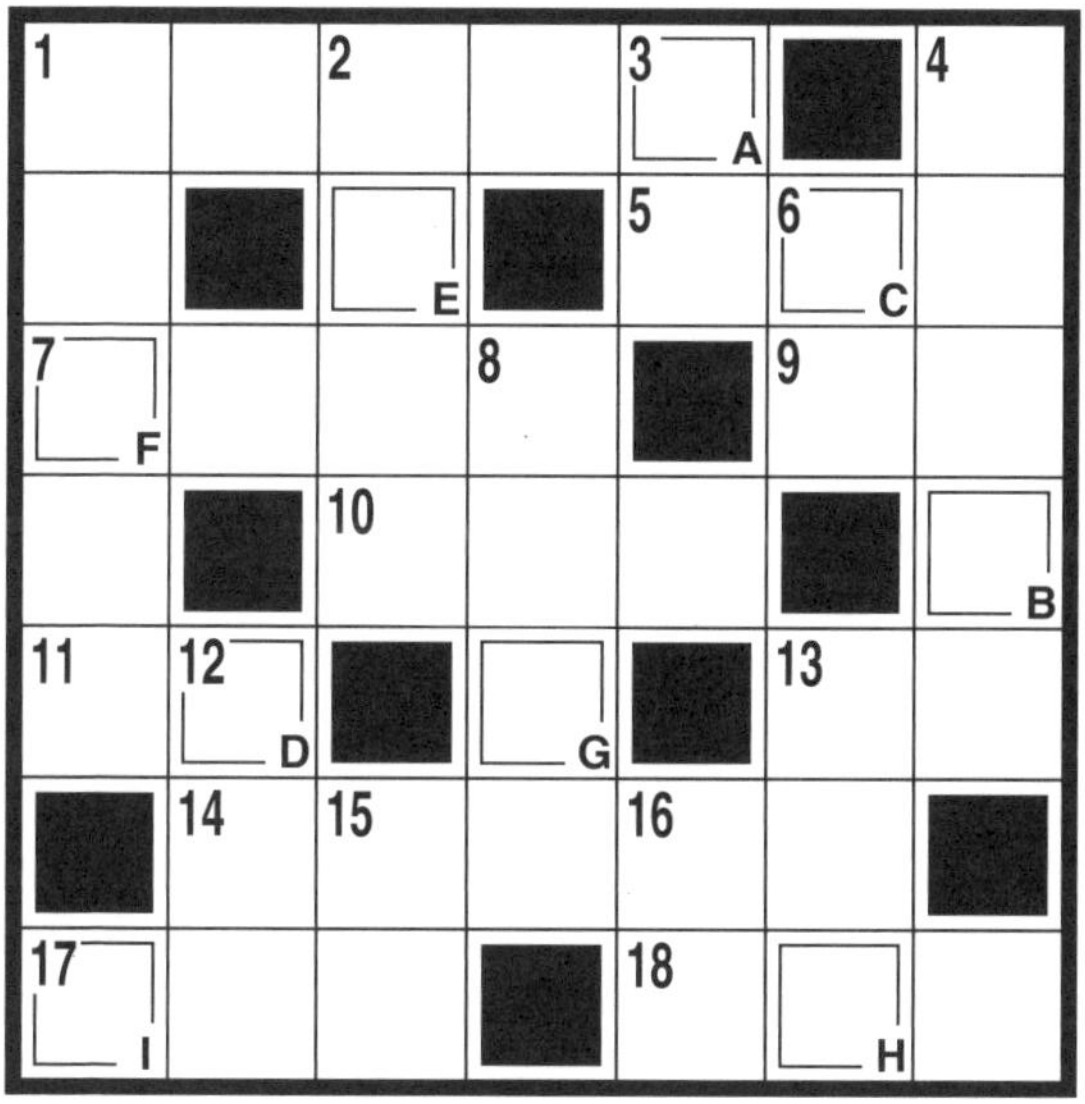

13 救命用の浮袋

14 昭和26年に出版され「不条理」が話題となったアルベール・カミュの作品

17 笑うと頬にできるくぼみ

18 江戸幕府の対外封鎖政策

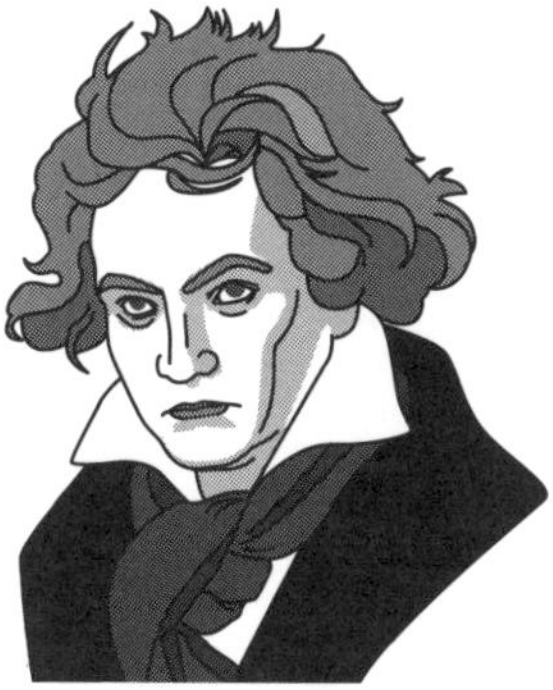

25 神田生まれの江戸っ子だってねえ

タテのカギ

1 ナチスによるユダヤ人迫害を告発する少女の『――の日記』が昭和27年に出版され、ベストセラーに。以後も読み継がれるロングセラーとなった
2 ――に冠を正さず
3 江戸の――を長崎で討つ
4 昭和27年、江利チエミが「テネシー・――」でデビューし、神楽坂はん子は「ゲイシャ・――」を歌ってヒット
5 勢力範囲にあるなわばり
7 昭和29年に、アメリカのバンドリーダーを描いた映画「――物語」が公開され、「ムーンライト・セレナーデ」や「茶色の小瓶」などの曲がヒット
9 昭和30年に菅原都々子が独特のキンキラ声で歌ってヒットした「――がとっても青いから」
12 ――をなくして「ここはどこ?」「私は誰?」
13 形や規模が巨大なものの形容に使われる絶滅した象
14 戦前のボードビリアン音楽グループ〝あきれたぼういず〟の一員として活躍した、――三郎
16 前面に戸をつけて、中に物をのせるための棚を設けた家具
18 親の――をかじる道楽息子

ヨコのカギ

1 昭和29年にペギー・リーが歌う映画「大砂塵」の主題歌「ジャニー・ギター」が本国の――以上にヒット
4 コウゾ、ミツマタなどから作られる紙
6 おんぶやだっこの時より、子どもは遠くまで見える

解答は91ページ

A	B	C	D	E	F	G

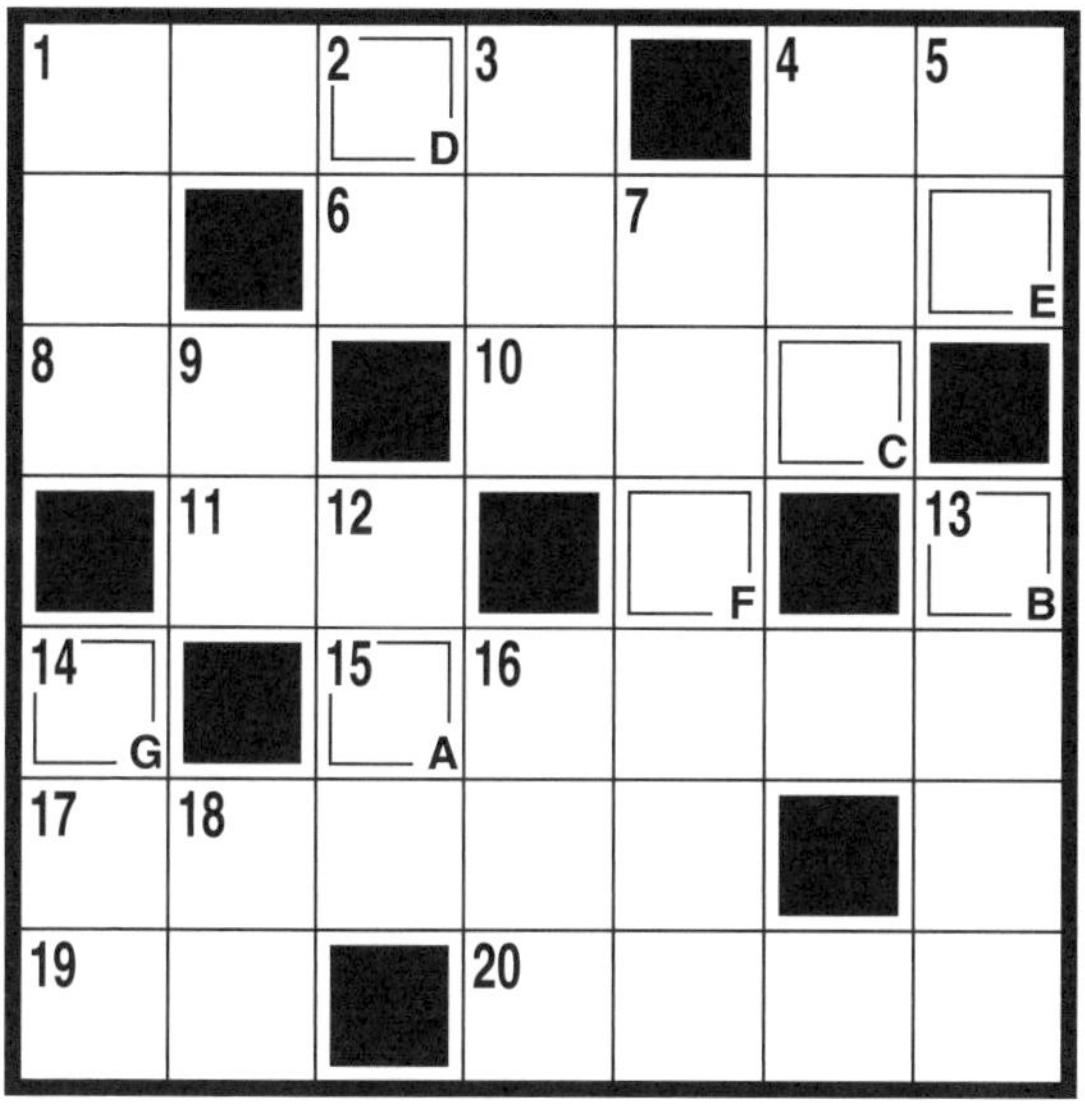

8 アイドル歌手に──を上げるファン

10 亀の甲の模様のような割れ目

11 ──一髪で難を逃れる

15 昭和29年に歌舞伎の「玄冶《げんや》店《だな》」の話を下敷きにして、「粋な黒塀見越しの松に」と春日八郎が語呂よく歌いヒットした曲

17 昭和29年に、江利チエミがトルコ民謡をトルコ語と日本語を交えて歌いヒットした曲

19 世界の──といわれるエベレスト

20 神経過敏になっています

26 食器たたいてパーカッション

タテのカギ

1 ――といえば親も同然、店子《たなこ》といえば子も同然
2 昭和29年にヒットした映画「オズの魔法使」の主題歌「――の彼方に」
3 昭和の子どもたちの遊び場
4 ――と子と精霊の三位一体
5 東京駅の西側は丸の内、東側は――
7 「デーオ、デーオ」とハリー・ベラフォンテが歌った、キューバの労働歌「バナナ・ボート」をカバーしたカリプソスタイルの歌手
11 ギャンブル
13 昭和32年に「砂に書いたラブレター」がヒットした、アメリカの歌手
15 ――には――を入れて注意
17 フカともいわれる魚
18 一――二鷹三茄子
19 恋の病だけは治せないという群馬県の温泉
21 陶土などで作った丸みのある笛。柔らかな音が特徴
24 馬から落ちること
27 主――や脇――の俳優
28 交通の――がよい土地

ヨコのカギ

2 廃山になった北九州の炭鉱に住む10歳の少女、安本末子の日記『――(次兄の意)』が出版され、昭和34年にベストセラーに
6 平たく小さい玉を指ではじく女の子の遊び
8 三人寄れば文殊の――
9 クライマックス
10 ほとんどの百貨店の――1階は食品売り場
12 温泉を中心としたリラクゼーション施設
14 期待に――をはずませる
16 坊主憎けりゃ――まで憎い
18 米軍キャンプのジャズ歌手

解答は92ページ

A	B	C	D	E	F	G	H

1	■	2	3		4 A	5	
6	7		E	■	8		■
9 B		■	10	11	■	12	13
■	14	15	■	16 G	17	■	
18			19	■	20	21 F	
22		■	23 H	24	■	25	
■	26 D	27			28		
29			■	30			C

だった――永井が、昭和32年に低音の魅力で歌った「夜霧の第二国道」がヒット

20 男女の――漫才、――茶碗

22 華やかさがなく目立たない

23 毒食わば――まで

25 千枚漬けにする野菜

26 昭和31年に「ロール・オーバー・ベートーベン」が大ヒット。ロックンロールの神様といわれ、〝ダックウォーク〟でも有名なミュージシャン

29 約束の時刻に間に合わず

30 あらゆる障害

27 多くの人に愛された歌手

タテのカギ

1 NHKのバラエティ番組「――であいましょう」から永六輔・中村八大の六八コンビで数々のヒット曲が誕生

2 昭和35年にチャビー・チェッカーの歌う「ザ・――」が大ヒットし、ブームとなった腰を左右にくねらすダンス

3 人として守るべきモラル

4 普通とは様子が違うぞ

5 フィンランド式の蒸し風呂

7 昭和35年の土門拳による筑豊――のルポ。安価にするため、ザラ紙で出版して話題に

8 昭和36年、アート・ブレイキーとジャズ・メッセンジャーズの「――」がヒット

9 昭和36年に大ヒットした「上を向いて歩こう」が2年後、「――」のタイトルでアメリカで発売され、39年にはゴールドディスクに

10 後に「べ平連」を結成した、――が書いた『何でも見てやろう』が昭和36年に出版

13 ――トラックは映画フィルムの縁にある録音帯

15 渡辺マリが足をガクンと曲げて踊りながら歌う、昭和36年のヒット曲「東京――娘」

17 パーより1打多い

18 値引きをしない――販売

ヨコのカギ

1 雪折れを防ぐため、木の枝を縄や針金などでつること

4 昭和30年代半ばのモダンジャズブームで、街にジャズ――の数が増し〝ビート族〟のたまり場に

6 役職や地位から退くこと

8 「唐縮緬《とうちりめん》」ともいわれる薄手で柔らかな平織りの毛織物

9 昭和36年出版の松本清張の長編推理小説『――の器』

10 自動二輪車の公営ギャンブル

11 音響用磁気テープを録音・

解答は92ページ

A	B	C	D	E	F	G

1 F		2	3	■	4		5 A
	■	6		7		■	
■	8 C				■	9	
10			■	11		E	■
12		■	13		■	14	15
16		17	G	■	18		
	■	19				■	
20 D				■	21 B		

再生するテープ――

12 血を吸う小さな節足動物

13 障子の骨組み

14 旅人が泊まるところ

16 船医としてドイツへ向かう北杜夫のユーモアあふれるエッセイ『どくとる――航海記』が――シリーズの第1弾として昭和35年に出版

18 ほどよいこと

19 昭和36年に石原裕次郎と牧村旬子が、珍しい男女かけあいで歌いヒットしたデュエットの名曲の略称

20 プロ野球の球団間で選手の交換・移籍を行うこと

21 頭に皿がある架空の生物

28 昭和の少子化対策ソング？

タテのカギ

1 粋な――に感謝する

2 眉に――をつける

3 昭和37年の**ヨコ7**の曲の1つで田辺靖雄・梓みちよがデュエットした「ヘイ、――」

4 線が斜めに交わった模様

5 演劇や映画でこっけいな役をする俳優

6 感情をコントロールできず、興奮や怒りなどがむき出しに。「――を起こす」

8 酒のつまみ、山海の――

10 家畜として飼育される鳥

12 河野多恵子の昭和38年上半期の芥川賞受賞作

14 「逃げた女房にゃ未練はないが」と歌う（うなる？）一節太郎の昭和38年のヒット曲「浪曲――」

15 歌舞伎町や花園ゴールデン街があり酒場が並ぶ街

17 昭和37年に「スパーク三人娘」として売り出されたのが、中尾ミエ・伊東ゆかり、園まり。昭和39年に「――」と呼ばれたのが、橋幸夫・舟木一夫・西郷輝彦

19 汚名は返上、――は回復

22 アメリカ大統領の愛称が名前の由来、テディー・――

23 家臣が仕えている主君

ヨコのカギ

1 誰にもいい顔をする――美人

4 昭和39年にヒットした洋楽。ギターのスローなアルペジオのイントロで始まるアニマルズの「――のあたる家」

7 昭和37年の日本のポップス界は飯田久彦「ルイジアナ・ママ」、弘田三枝子「VACATION」など、アメリカンポップスの――が全盛

8 ピンチの裏に――あり

9 悟りをひらいた高僧。彫像では、埼玉県川越市・喜多院の「五百――」などが有名

解答は93ページ

A	B	C	D	E	F	G	H	I	J

1 E	2	3		■	4	5	6
7			■	8 D			
	■	9	10 G		■		■
11	12	■	13		14 A		15
■	16 C	17		■	18		J
19	■		■	20 I		■	
21	22	B	23	■	24	H	
25	F					■	

11 ダイオウはとても大きくホタルは小さい

13 昭和3年のヒット曲がフランク永井によってリバイバルし、昭和36年のレコード大賞を受賞したラブソング

16 武士に――はない

18 漢字で書くと「ゆう」とも読まれる繊維

20 雨が降ろうが――が降ろうがやりとげるぞ

21 行事や催し

24 一般の住宅に設けた風呂

25 岸洋子がダイナミックに歌い上げ、昭和39年レコード大賞歌唱賞を受賞した岩谷時子作詞・いずみたく作曲の曲

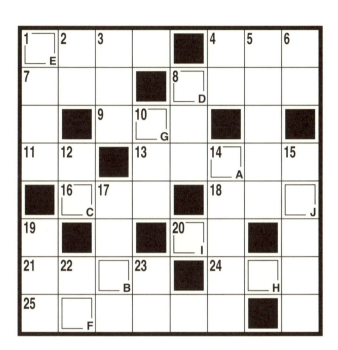

29 ボーカルの多いグループサウンズ

タテのカギ

2 古典、新作、上方がある芸能
3 ヒキガエルの俗称
4 愛媛県の旧国名がつく柑橘類
5 東南の方向
6 よそから出た火事により類焼
7 昭和43年に若者の間で大流行した、幻想的な極彩色の――調のアート
10 昭和40年に流行したダンスはモンキーダンスにサーフィン、――といろんな種類が
11 釣りの仕掛けを沈めるための鉛
13 昭和41年に「女のためいき」でデビューした森進一は、――ボイス
14 昭和39年の朝日新聞1千万円懸賞小説の当選作で、題名をもじって落語の大喜利番組の番組名にも使われた三浦綾子の小説
16 社会や組織の中でその人が占めている身分や立場
17 昭和40年の洋楽のヒットチャートの多くを占め、41年に武道館で来日公演を行った、リバプール出身の４人のバンド
18 **ヨコ**12や堀で、夏に大きな花を咲かせる植物
19 ドル安になると
20 サーカスや映画館の客寄せに少人数で演奏された音楽
21 漁や猟でとったもの
23 歩きです
24 傾斜している道

ヨコのカギ

1 和製フォークの第1号といわれる、昭和41年にマイク真木の歌った曲（浜口庫之助が作詞作曲）
6 力のすぐれた勇猛な人
8 鮭をくわえた木彫りの――
9 フォーク・クルセダーズが、昭和42年に解散記念アルバムとして自主制作したレコードの中の曲「帰って来た――」が深夜放送で流され、爆発的ヒット
10 正午を過ぎました
11 料理屋や旅館などの女主人
12 庭に掘って錦鯉でも飼うかな
13 お前のような弟子は出て行け
14 60年安保後の若者の挫折感を描き、昭和39年上半期の芥川賞を受賞した柴田翔『されどわれら

解答は93ページ

A	B	C	D	E	F

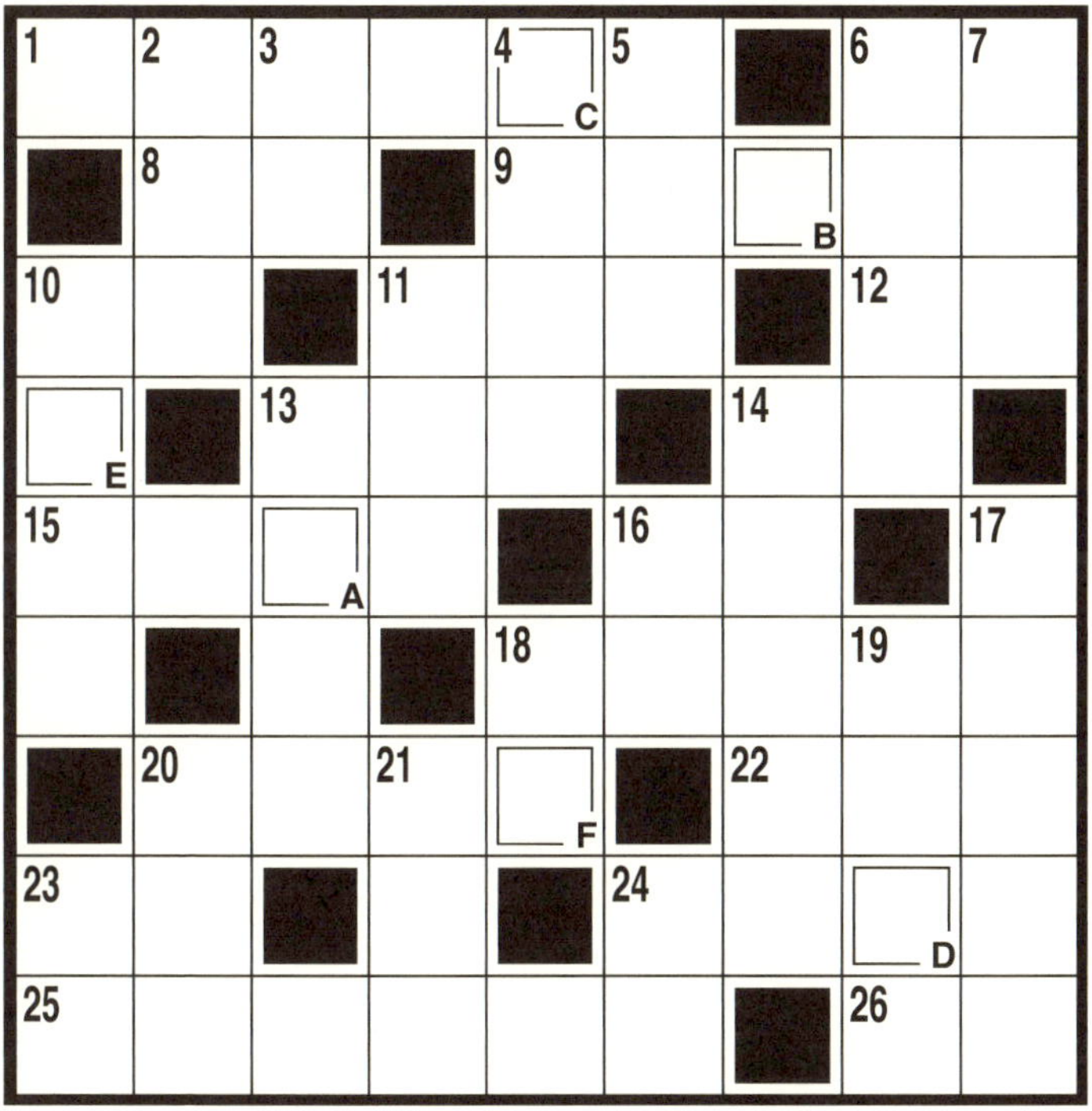

が――』

15 自分の利益になることをはかり、人に取り入りよいしょ

16 昭和40年に「ごめんネ…ジロー」、その後「恋の奴隷」「終着駅」などをヒットさせた奥村――

18 高速で走る自動車専用道路

20 **タテ17**の来日をきっかけに、続々と誕生したグループサウンズの略称

22 昭和40年代のアングラ劇団。唐十郎の状況劇場は紅――、佐藤信の演劇センター68／71は黒――と呼ばれた

23 1000キログラム

24 浜辺で履くビーチ――

25 野坂昭如の昭和42年下半期の直木賞受賞作は『アメリカひじき』と、戦時下で妹を亡くした半自伝的小説の『――』

26 ――の力で押し切る与党

30 義務教育中に芸能界デビュー

タテのカギ

1 ご当地ソングが花盛りの昭和43年には「伊勢崎町ブルース」、44年には「池袋の夜」をヒットさせた女性歌手
2 胡蝶、君子、竜舌
3 ヒヒーン
4 昭和45年に市ヶ谷の陸上自衛隊東部方面総監部を訪れ、総監を人質にとってバルコニーで演説し、割腹自殺した文学者
5 昭和46年にジローズが歌い話題となった「――を知らない子供たち」。作詞した北山修による同名の著書もベストセラーに
6 生物や物理、化学、地学など
10 「ラブ・アンド・ピース」を合言葉に、サンタナ、ジミ・ヘンドリックスなど多数のミュージシャンが出演。1969（昭和44）年に、アメリカで開かれた野外ミュージックフェア
12 アルミ・――の窓
14 死後の幸福
15 全国を回るコンサート・――
20 細々とした装飾品や付属品
22 妻に先立たれた老人の、今でいう認知症状態を描き、昭和47年のベストセラーとなった有吉佐和子の『――の人』
23 20歳で自殺した立命館大生、高野悦子の遺稿集『――の原点』が昭和46年のベストセラーに
25 天守閣の屋根の上にいる魚
28 ブービー・メーカー
29 その世界のボス

ヨコのカギ

1 昭和48年に「ひこうき雲」でアルバムデビュー。以後、次々にヒット曲を生み出したニューミュージックの女王
5 昭和45年に発売され、ヒットしたソルティー・シュガー「走れコウタロー」は、当時の美濃部亮吉都知事の物真似の――入り
7 昭和47年に326万枚を売り上げた〝ど演歌〟。ぴんからトリオの「――の道」
8 企業に資本を提供している者
9 音楽――でバンドを結成
11 昭和49年のヒット曲。ウィークエンド「――めぐり」、森進一「襟裳――」

解答は94ページ

A	B	C	D	E	F	G	H	I	J	K

1	2	3	E	4	■	5	6 J	
7		B	■	8		H		■
	■	9			■		■	10
11	12 G		■	13	14		15	
16		■	17			■	18	
■	19	20	■	21 K		22		
23 A	■	24	25	■	26	F	■	I
27	28	C		29	■	30		
31		■	32 D				■	

13 夢と現実の区別がつかない状態
16 渚を舞台にした──の歌
17 ふすまや障子の下にある溝のついた横木
18 1970年代に活躍した水森──
19 力士が踏むもの
21 昭和45年、「群衆の中で」でレコードデビュー。小田和正がボーカルのグループ
24 入学試験の予行としての試験
26 般若心経では色と同じです
27 メッセージ色の強かったフォークが、脱皮したといわれる象徴となった、「浴衣の君は」と歌う昭和47年の吉田拓郎の曲
30 座卓として使える暖房器具
31 南米の細長い国
32 昭和48年のベストセラー。小松左京が9年の歳月をかけた近未来小説『日本──』

31

これもご当地ソングかな?

タテのカギ

1 稀代の連続殺人鬼をルポルタージュの方法で描いた、佐木隆三の昭和50年下半期の直木賞受賞作『——するは我にあり』

2 年末に届く、——につき年賀欠礼を知らせるはがき

3 昭和48年に「こら! テツヤ」の言葉を織り交ぜて「母に捧げるバラード」を歌った、武田鉄矢がリーダーのフォークグループ

4 美大生の村上龍が書き、昭和51年上半期芥川賞を受賞してベストセラーとなった『限りなく透明に近い——』

5 相撲で先に手をついても、——は負けにはならない

8 虹のいちばん外側の色

10 ナポレオンの辞書には、ないといわれる文字

12 電車から降りること

15 ユーミン作詞作曲でバンバンが歌い、昭和50年にヒットした映画を題材にした「——白書をもう一度」

16 てんぷらにして美味な魚

17 数えで70歳

18 刃物の刃がかけること

20 昭和52年のレコード大賞受賞曲の「勝手にしやがれ」を歌う、沢田研二のニックネーム

21 並はずれて風変わりで奇抜

23 アルトサックスより低く、バリトンサックスより高い音域を演奏できる、——サックス

24 ——の皮が突っ張る

25 ——が立つ剣士

ヨコのカギ

1 商社の航空機売り込みの内幕を描いた、昭和51年の山崎豊子のベストセラー『——地帯』

3 シカゴが本拠地の大リーグの2チームは、——とホワイトソックス

6 目は——ほどに物を言う

7 ヤード・ポンド法で使われる距離の単位

8 昭和52年に「ダンシング・クイーン」が世界的にヒットした、スウェーデンのポップグループ

9 専業もいればパートで働く人も

11 版画家の池田満寿夫の『——に捧ぐ』が、昭和52年上半期の芥川賞を受賞

解答は94ページ

A	B	C	D	E	F	G	H	I

1	2		■	3	4	E	■	5
6		■	7			■	8	
9		10	■	11	I	12		
13		D			■		■	
	■		■	14	15		16	■
■	17 B		18			■	19 C	20
21 F		■		■	22	23	■	
	■	24 A		25	■	26		H
27						G	■	

13 昭和50年にデビュー曲の「おそうじオバチャン」が放送禁止になった、名ギタリスト・内田勘太郎を擁するブルースバンド

14 戦後最大のヒット曲となった、昭和50年発売の子門真人の「およげ！ ――くん」

17 港湾や都市などの周辺にあり、その経済活動が港湾や都市と密接な関係にある地域

19 内部の事情に詳しい消息――

21 ――は金なり

22 囲碁では白石を持つほう

24 病気を避けるための――注射

26 芸道で認められ、家元・師匠から芸名を許された人

27 昭和51年に「ペッパー警部」でデビューし、56年に解散するまで「UFO」などのヒット曲を連発した女性デュオ

32 忌野清志郎が叫んでいたのは…

タテのカギ

1 昭和55年にデビューして、2曲目の「青い珊瑚礁」がヒット。ぶりっ子といわれながら「ポスト百恵」の地位を獲得したアイドル歌手

2 渡し船の発着する場所

3 ヴィレッジ・ピープルのヒット曲を、昭和54年に西城秀樹がカバー。YMCAの腕文字の振り付けが愛された曲

4 労働者が団結して労働を放棄

5 昭和56年にヒットした、中島みゆきの「月夜はおよしよ素直になりすぎる」と歌う曲

7 阿波踊りのグループ

10 落下傘を背負い、ピカピカのネオンを身に着けて熱唱した沢田研二の昭和55年のヒット曲

12 ジョン・ル・カレの小説『寒い国から帰ってきた——』

15 ひそかに敵の動静を探ること

16 渦を巻いている——線香

17 一橋大学の学生、田中康夫が書いた昭和55〜56年のベストセラー。〝——族〟という流行語を生んだ『なんとなく、——』

21 マガモを飼いならしてつくられた、肉や卵が食用となる鳥

22 昭和54年にサザンの桑田佳祐が作り、後にレイ・チャールズもカバーした、メロディアスな「いとしの——」が大ヒット

23 次の——に答えなさい

24 バレーボールでセッターが上げる

26 借金が増えると回らなくなる

ヨコのカギ

1 女子大生2人の〝あみん〟。昭和57年にヒットしたのは、リフレインが特徴的なデビュー曲

3 たとえばゴールデンウィークが終わった翌日

6 テレビ・ラジオに出演する歌手・俳優・司会者など

8 もんたよしのりの悪声の熱唱が受けて、もんた&ブラザーズの「——・オールナイト」が昭和55年に大ヒット

9 犯罪者の隠れ家

11 ——メディアを利用して宣伝

13 小型の斧

14 上半身は弓矢を持つ人間で、下半身は馬の——座

解答は95ページ

A	B	C	D	E	F	G	H	I

1		2	■	3	4		5 A	
E	■	6	7			■		■
8		C			■	9 D		10
	■		■	11	12	■	13	
14	15 F	■	16 H			17	■	
18				■	19 B			■
■		■	20	21	■		■	22
23		24	■	25			26	
I	■	27			■	28 G		

16 結婚前の男性が婚約者にこういう妻になるべし、と歌うさだまさしの昭和54年のヒット曲「——宣言」

18 淡谷のり子絶賛の、五輪真弓の昭和55年のヒット曲「——よ」

19 沈む太陽

20 乗用車の後部席は——シート

23 昭和56年だけで430万部の大ベストセラーとなった、小学校1年で退学となった黒柳徹子自身の体験を描いた『窓ぎわの——ちゃん』

25 路上などで不意を襲い、持ち物を奪って逃げる犯罪

27 昭和55年にヒットし、その後スタンダード曲にもなった谷村新司の漢字一字の曲

28 ザ・サベージで音楽活動をしていた寺尾聰が自作の「——の指環」を歌い、昭和56年にヒット

33 アメリカの妖艶な女性歌手のヒット曲

タテのカギ

1 島倉千代子の昭和62年発売のヒット曲「――いろいろ」
2 水を得ると生き生きとします
3 地震や火事などの災害にあうこと
4 漢字の音読みと――読み
5 昭和58～59年に世界中で大ヒットした、マイケル・ジャクソンのLPとビデオ
7 高校球児は金属製を使用
9 昭和63年にヒットした、光GENJIがローラースケートを履いて歌い踊る「――銀河」
11 支障のこと
12 ぶっちぎりのトップ
14 ヨーロッパの武装永世中立国
15 正解です
17 昭和60年、アフリカ飢餓難民救済のために、アメリカの一流ミュージシャンたちが歌った「ウイ・アー・ザ・――」
18 ロシアを代表する蒸留酒
19 有吉佐和子の小説のタイトルにもなっている、和歌山県北部を流れる川
21 双方が打ち合い、勝ち負けなし
24 自然現象に表れる、人の運勢
25 宅配店も多いイタリアの代表的料理
27 ――を持しての登場

ヨコのカギ

1 泣く子と――には勝てぬ
3 昭和59年に大ヒットした、チェッカーズの2枚目のシングル「涙の――」
6「普通の女の子」ならぬ「普通の――になりたい」と、昭和59年に一度引退した都はるみ
8 プロ野球の――両リーグ
10 最後に暮らす――の住み家
11 昭和62年に大ベストセラーとなった、俵万智の歌集のタイトルの由来となった歌は『「この味がいいね」と君が言ったから七月六日は――記念日』
13 書籍や広告に用いられる、説明や装飾のための絵
15 レース用の自動車
16 声を――にして言いたい
17 ショパンは子犬、千昌夫は星影
18 スコットランドを代表する蒸留酒
20 圧力を加えること

解答は95ページ

A	B	C	D	E	F	G	H

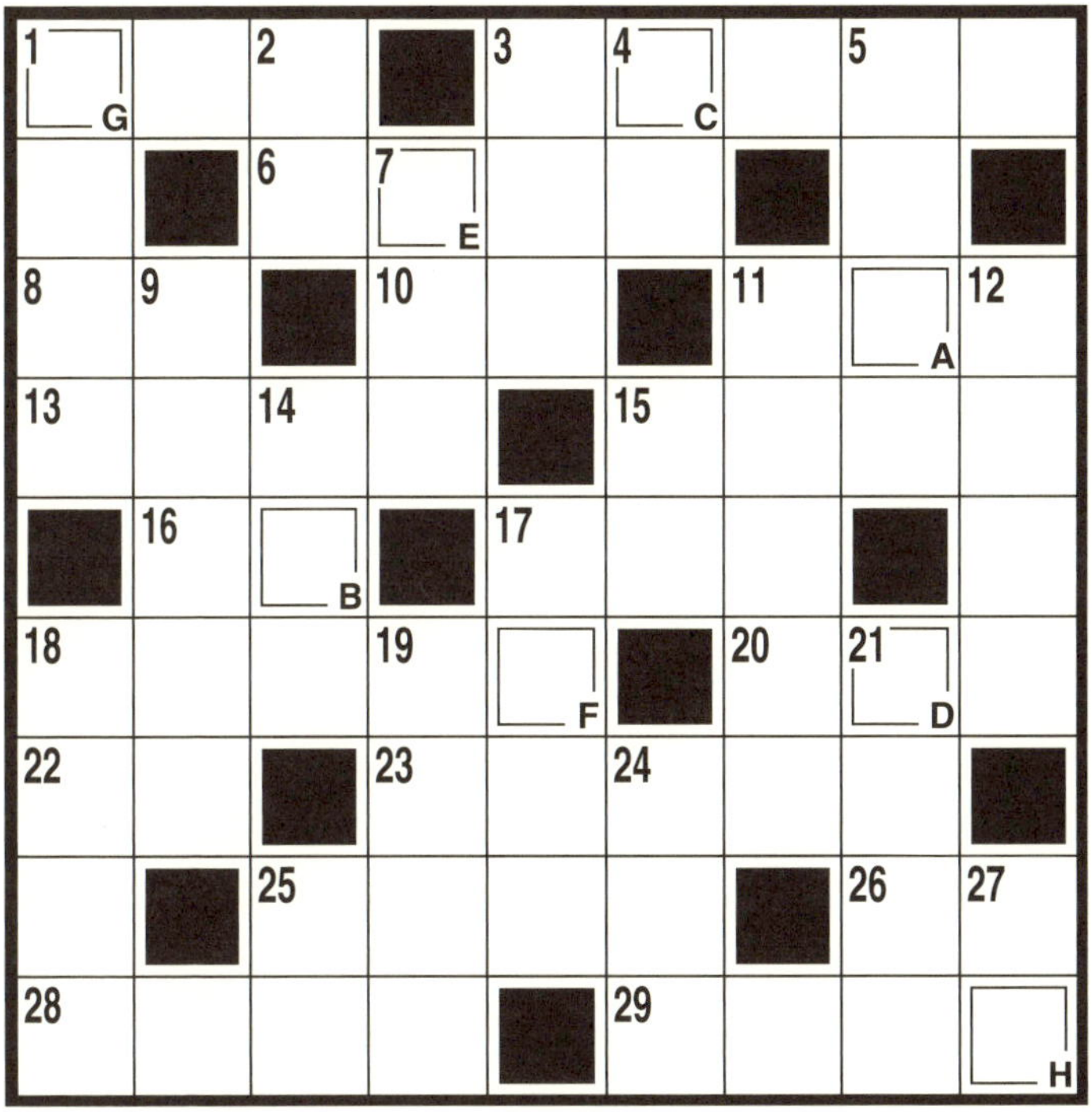

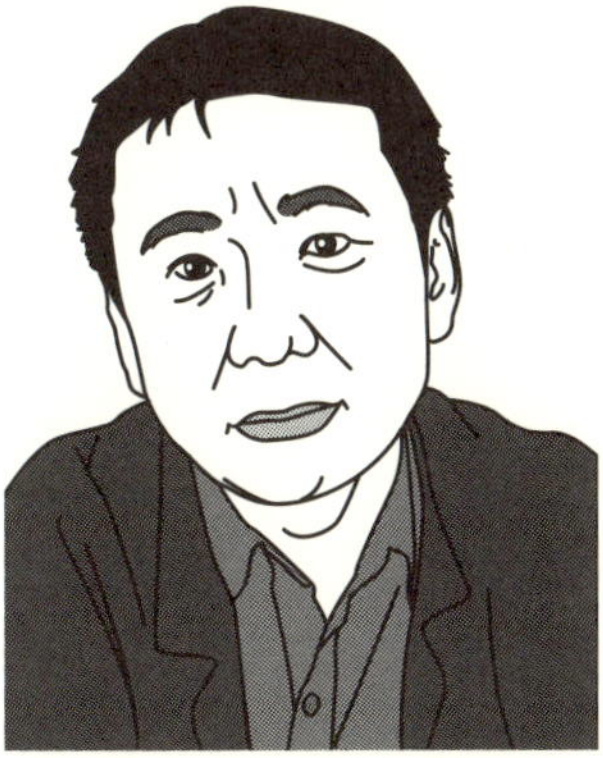

22 ライオンのたてがみのあるほう

23 昭和62年に刊行され、空前の大ベストセラーとなった、村上春樹の『――の森』

25 原子爆弾のこと

26 気の合う人とは――が合う

28 加賀百万石の城下町だった市

29 女子学生とゲイバーのママとの交流を描写した、吉本ばななのデビュー作

…第３章…

解答

23

「女王」と呼ばれた庶民派歌手

ダ	テ	オ	ト	コ	■	ホ
ン	■	ウ	カ A	■	ブ	シ D
サ B	ト	ゴ	■	ミ	ギ	■
■	リ	ン	ゴ	ノ	ウ	タ
テ	イ	バ	ン	■	ギ C	ン
ヅ E	■	ツ	グ	ミ	■	ニ
カ	ブ	ト	■	コ F	バ	ン

答え　カサギシヅコ（笠置シヅ子）

24

多くの若者たちが書き残した

サ	サ	メ	ユ	キA	■	ス
ン	■	ツE	■	ク	ワC	ナ
ミF	ネ	ソ	タ	■	カ	ド
ヤ	■	ウ	ン	ガ	■	ケB
ク	ダD	■	ノG	■	ブ	イ
■	イ	ホ	ウ	ジ	ン	■
エI	ク	ボ	■	サ	コH	ク

答え　キケワダツミノコエ（きけわだつみのこえ）

25

神田生まれの江戸っ子だってねえ

ア	メ	リD	カ	■	ワ	シ
ン	■	カ	タ	グ	ル	マE
ネ	ツ	■	キ	レ	ツC	■
■	キ	キ	■	ンF	■	マB
ボG	■	オA	ト	ミ	サ	ン
ウ	ス	ク	ダ	ラ	■	モ
ヤ	ネ	■	ナ	ー	バ	ス

答え　オマツリマンボ（お祭りマンボ）

26

食器たたいてパーカッション

オ	■	ニ	ア	ン	チ A	ヤ	ン
オ	ハ	ジ	キ E	■	チ	エ	■
ヤ B	マ	■	チ	カ	■	ス	パ
■	ム	ネ	■	ケ G	サ	■	ッ
フ	ラ	ン	ク	■	メ	オ F	ト
ジ	ミ	■	サ H	ラ	■	カ	ブ
■	チ D	ヤ	ッ	ク	ベ	リ	ー
チ	コ	ク	■	バ	ン	ナ	ン C

答え　チヤンチキオケサ（チャンチキおけさ）

27

多くの人に愛された歌手

ユ F	キ	ツ	リ	■	キ	ツ	サ A
メ	■	イ	ン	タ	イ	■	ウ
■	モ C	ス	リ	ン	■	ス	ナ
オ	ー	ト	■	デ	ッ	キ E	■
ダ	ニ	■	サ	ン	■	ヤ	ド
マ	ン	ボ	ウ G	■	テ	キ	ド
コ	■	ギ	ン	コ	イ	■	ン
ト D	レ	ー	ド	■	カ B	ッ	パ

答え　サカモトキユウ（坂本九）

28

昭和の少子化対策ソング？

ハ(E)	ツ	ポ	ウ	■	ア	サ	ヒ
カ	バ	ー	■	チ(D)	ヤ	ン	ス
ラ	■	ラ	カ(G)	ン	■	マ	■
イ	カ	■	キ	ミ	コ(A)	イ	シ
■	ニ(C)	ゴ	ン	■	モ	メ	ン(J)
メ	■	サ	■	ヤ(I)	リ	■	ジ
イ	ベ	ン(B)	ト	■	ウ	チ(H)	ユ
ヨ	ア(F)	ケ	ノ	ウ	タ	■	ク

答え　コンニチハアカチヤン（こんにちは赤ちゃん）

29

ボーカルの多いグループサウンズ

バ	ラ	ガ	サ	イ(C)	タ	■	モ	サ
■	ク	マ	■	ヨ	ツ	パ(B)	ラ	イ
ゴ	ゴ	■	オ	カ	ミ	■	イ	ケ
ー(E)	■	ハ	モ	ン	■	ヒ	ビ	■
ゴ	マ	ス(A)	リ	■	チ	ヨ	■	ビ
ー	■	キ	■	ハ	イ	ウ	エ	ー
■	ジ	ー	エ	ス(F)	■	テ	ン	ト
ト	ン	■	モ	■	サ	ン	ダ(D)	ル
ホ	タ	ル	ノ	ハ	カ	■	カ	ズ

答え　（ザ・）スパイダース

30

義務教育中に芸能界デビュー

ア	ラ	イ	ユ(E)	ミ	■	セ	リ(J)	フ
オ	ン	ナ(B)	■	シ	ホ	ン(H)	カ	■
エ	■	ナ	カ	マ	■	ソ	■	ウ
ミ	サ(G)	キ	■	ユ	メ	ウ	ツ	ツ
ナ	ツ	■	シ	キ	イ	■	ア	ド
■	シ	コ	■	オ(K)	フ	コ	ー	ス
ハ(A)	■	モ	シ	■	ク	ウ(F)	■	ト(I)
タ	ビ	ノ(C)	ヤ	ド	■	コ	タ	ツ
チ	リ	■	チ(D)	ン	ボ	ツ	■	ク

答え　ハナノチユウサントリオ（花の中三トリオ）

31

これもご当地ソングかな？

フ	モ	ウ	■	カ	ブ	ス(E)	■	カ
ク	チ	■	マ	イ	ル	■	ア	バ
シ	ユ	フ	■	エ	ー(I)	ゲ	カ	イ
ユ	ウ	カ(D)	ダ	ン	■	シ	■	テ
ク	■	ノ	■	タ	イ	ヤ	キ	■
■	コ(B)	ウ	ハ	イ	チ	■	ス(C)	ジ
ト(F)	キ	■	コ	■	ゴ	テ	■	ユ
ツ	■	ヨ(A)	ボ	ウ	■	ナ	ト	リ(H)
ピ	ン	ク	レ	デ	イ	ー(G)	■	ー

答え　ヨコスカストーリー（横須賀ストーリー）

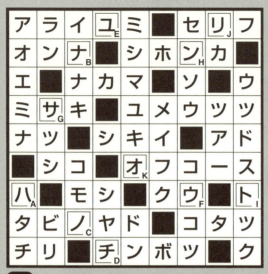

32

忌野清志郎が叫んでいたのは…

マ	ツ	ワ	■	ヤ	ス	ミ	ア(A)	ケ
ツ(E)	■	タ	レ	ン	ト	■	ク	■
ダ	ン	シ(C)	ン	グ	■	ア(D)	ジ	ト
セ	■	バ	■	マ	ス	■	ヨ	キ
イ	テ(F)	■	カ(H)	ン	パ	ク	■	オ
コ	イ	ビ	ト	■	イ(B)	リ	ヒ	■
■	サ	■	リ	ア	■	ス	■	エ
ト	ツ	ト	■	ヒ	ツ	タ	ク	リ
イ(I)	■	ス	バ	ル	■	ル(G)	ビ	ー

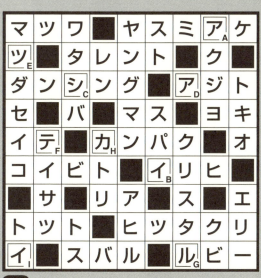

答え　アイシアツテルカイ（愛し合ってるかい）

33

アメリカの妖艶な女性歌手のヒット曲

ジ(G)	ト	ウ	■	リ	ク(C)	エ	ス	ト
ン	■	オ	バ(E)	サ	ン	■	リ	■
セ	パ	■	ツ	イ	■	サ	ラ(A)	ダ
イ	ラ	ス	ト	■	マ	シ	ー	ン
■	ダ	イ(B)	■	ワ	ル	ツ	■	ト
ウ	イ	ス	キ	ー(F)	■	カ	ア(D)	ツ
オ	ス	■	ノ	ル	ウ	エ	イ	■
ツ	■	ピ	カ	ド	ン	■	ウ	マ
カ	ナ	ザ	ワ	■	キ	ツ	チ	ン(H)

答え　ライクアバージン（ライク・ア・ヴァージン）

歌は世につれ、世はボヤキにつれ

――西尾徹也

「まあ、みなさん、聞いてくださ い」で始まり、クライマックスには「責任者、出て来い！」。〝ボヤキ漫才〟で知られる人生幸朗・生恵幸子コンビ。

故・人生幸朗は、政治・社会問題や折々の流行歌の歌詞の矛盾に対してボヤキつつ、終戦直後の「リンゴの唄」にもボヤキを入れるのが常だった。歌自体の良さは認めながら、歌詞の「リンゴは何も言わないけれど」に「当たり前やないか！リンゴもの言うたら、八百屋うるそうてしゃあないぞ！」。

このボヤキ芸が成立するのも、戦後数十年が経っていながら「リンゴの唄」に対する認識を観客席も共有しているためだろう。歌そのものの力により人の心に深く刻み込まれているのは当然だが、かつてのヒット曲はとても長いスパンで流行した。そのため多くの人に知れわたったことも一因と思われる。

ところが、現代は発表される曲の数自体がかつてとは桁違いに多くなり、ヒットする期間も短く世代を超えて知られた曲が生まれる環境には乏しい。とはいうものの、そんな状況にあっても、それなりにヒットする曲は次々に生まれている。それらからできるだけたくさんの曲、そして小説などの文学作品をクロスワードに組み入れたいと制作したが誌面には限りがある。

残念ながらもれてしまった歌手・曲は数知れず。ジャンルを超えて好きだった弘田三枝子、渡辺貞夫、高田渡……。特にファンの忌野清志郎をクロス本体に入れられなかったのは残念至極だ。

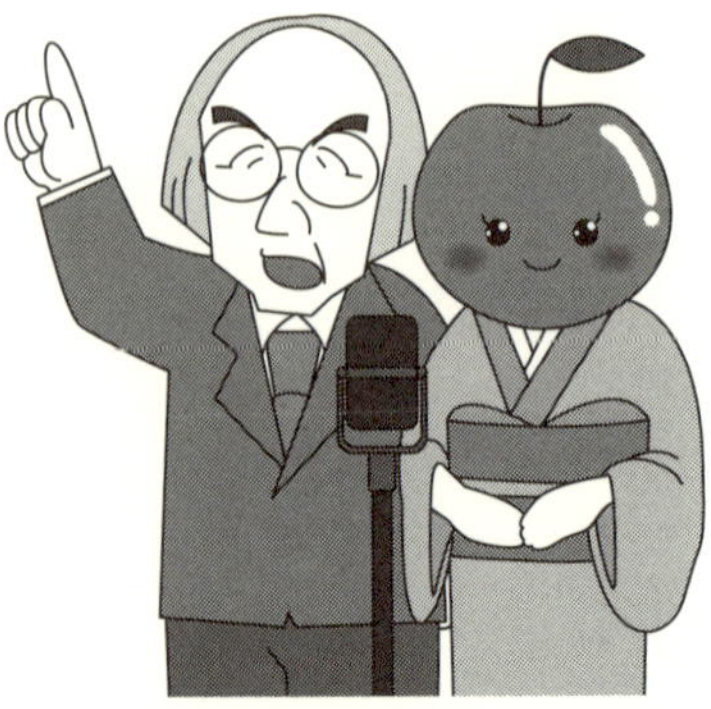

第４章

昭和の
[スポーツ]編

全11問

第４章は、日本中の熱気と歓喜を呼び起こす、「スポーツ」がテーマのクロスワードをお届けします。第2次世界大戦後、テレビ中継の発展や東京五輪の成功を糧に、さまざまな形に成長したスポーツの世界。その軌跡をクロスワードで振り返りましょう。

34 日本人レスラーに立ちはだかる鉄人

タテのカギ

1 昭和の漫画によく登場した押し売りでおなじみの商品は、ゴムひもに、歯磨き用の──

2 ──は人の上に人を造らず人の下に人を造らず

3 原稿が不採用

4 昭和20年代に水泳の自由形で続々と日本記録、世界記録を更新した古橋広之進にアメリカのマスコミがつけたニックネームは「フジヤマの──」

6 アメリカ大統領夫人はファースト・──

7 歩行や走行のために前もってする練習

9 ロサンゼルスで行われた、戦後日本にとって最初の国際競技で、古橋広之進が活躍。新聞は号外を出し、──では臨時ニュースのチャイムを鳴らして紹介

11 ショート、バースデー、クリスマス

12 ──で押し切り法案を成立させる与党

13 日本が──ならアメリカ東海岸は夜

14 分と毛の間

ヨコのカギ

1 世界の──まで旅をする

3 心臓破りの丘で有名な──マラソンで、昭和26年に田中茂樹が優勝し「アトムボーイ」と呼ばれ、28年にも山田敬蔵が優勝

5 昭和24年にプロ野球はセ・リーグ（8チーム）とパ・リーグ（7チーム）に──

7 スリーバントの失敗は

8 昭和27年にダド・マリノ（アメリカ）を倒して日本初

解答は120ページ

A	B	C	D	E

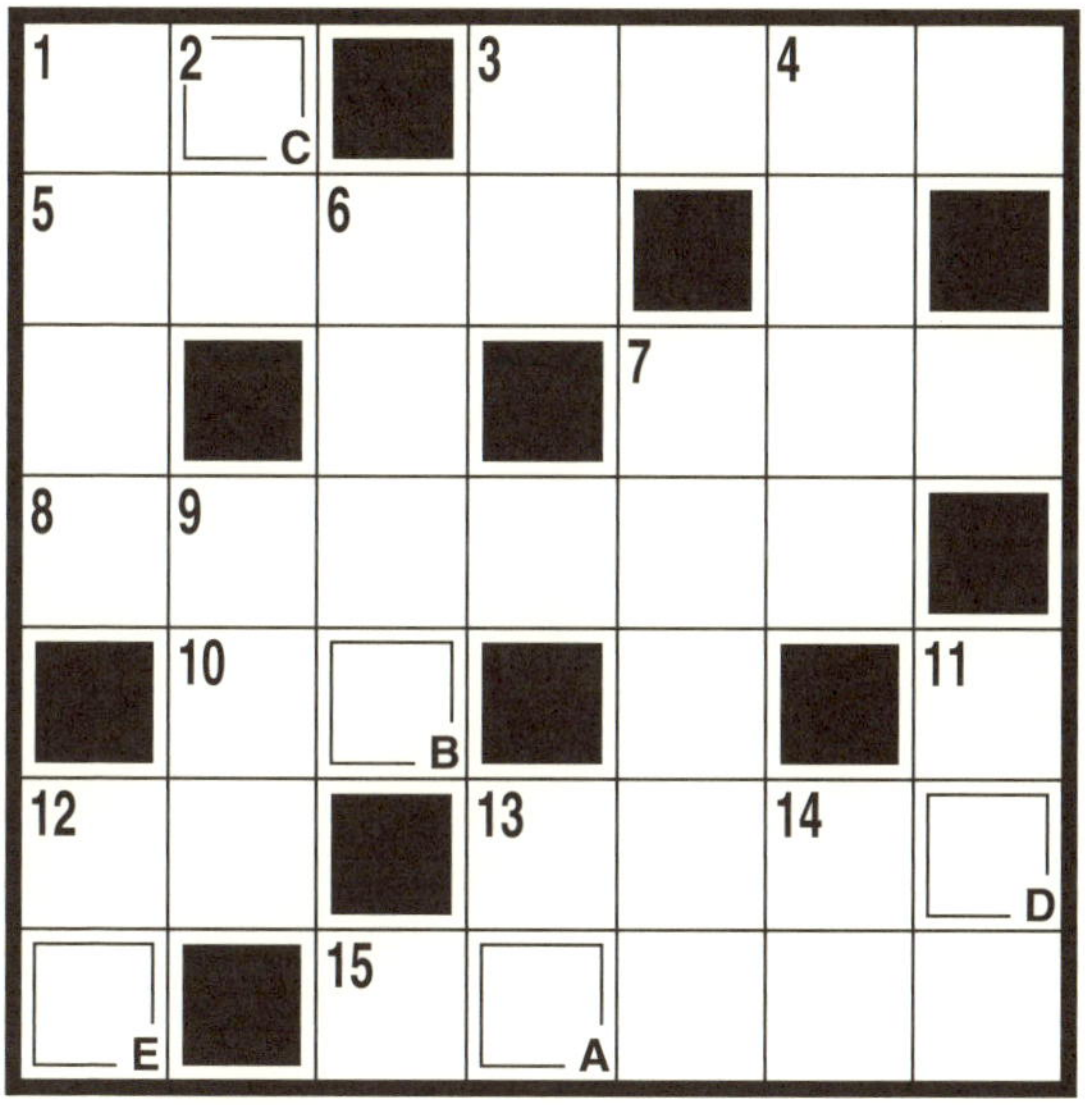

のボクシング世界王者となり、一躍「国民的英雄」となったボクサー

10 重力加速度の単位

12 毎朝、──を洗って歯を磨く

13 昭和28年に人類未踏のエベレストを征服し、「なぜ登るのか」の質問に「山がそこにあるから」と答えたイギリスの登山家

15 昭和27年7月のオリンピック・──大会に、16年ぶりに日本が参加。103名の選手団を派遣

35 昭和33年、鳴り物入りでデビュー

タテのカギ

1 昭和30年にニューヨーク・ヤンキースが来日。16――を行い15勝1敗

2 午後からの雨に備えて職場に置いておいたりします

3 初代ミスタータイガースの藤村富美男は、――のように長いバットで本塁打を量産。昭和33年に引退

4 樹木のなくなっている状態のことを、――山

5 昭和34年の初の――試合となった巨人ー阪神戦は、ONがともにホームランを打ち、巨人がサヨナラ勝ち

7 失敗したり陥れられたりして地位や立場を失うこと

9 昭和33年の全国高校野球第40回記念大会に沖縄から首里高が初出場。敗退するも初めて「――の土」を持ち帰り、以後の名物風景に

10 バルト三国の1つ、ラトビアの首都

11 取るに足らない物を魚にたとえて

12 昭和33年の日本シリーズは、巨人に3連敗した西鉄ライオンズが4連勝で逆転優勝。4連投4連勝の投手は「神様、仏様、――様」といわれた

15 知り合いです

16 アカやクロ、ゴヨウなどがある針葉樹

ヨコのカギ

1 花札の紅葉の札にいる動物

3 これより先はない端の地

6 昭和34年の「少年マガジン」創刊号の表紙を飾った、長いもみあげと胸毛で大人気の大関（同年、横綱に昇進）

8 迷信深い人が担ぐもの

解答は121ページ

A	B	C	D	E	F	G

1 (C)	2	■	3		4	5
6		7	(G)	■	8 (F)	
	■		■	9	■	
■	10				11	
12	(B)		■	13 (E)		■
(A)	■	14	15		■	16 (D)
17		■	18			

10 空手チョップ、黒タイツ、街頭テレビの大人気のプロレスラー

12 昭和31年の第7回冬季五輪の男子スキー回転競技で2位となった、――千春は日本人初の冬季メダリストに

13 漢字では「四股」と書く

14 書物・雑誌の巻頭に掲載される絵や写真

17 昭和34年に早実から巨人に入団。ON砲で活躍したO

18 昭和34年に愛称が「猛牛」の千葉茂が新監督に就任したことで、チーム名をパールズからバッファローズに改称した球団

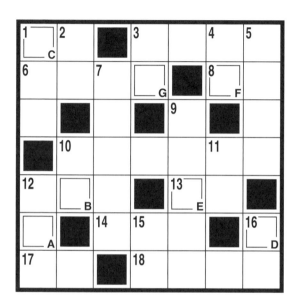

36 ひとりぼっちはカッコイイ!?

タテのカギ

1 タクシーではなくテクシーで行こう

2 駅前などに設けられているタクシー——

4 ——は友を呼ぶ

5 昭和37年に、金田正一がウォルター・ジョンソンのもつ通算3508の奪——記録を更新（終身記録は不滅の4490個）

6 どうなることやら——がまったく立たない

8 イギリスの民間伝説に出てくる小妖精

11 昭和37年のプロレスでグレート東郷へのかみつき攻撃によるあまりの出血に、テレビ中継を見ていた老人2名がショック死。「銀髪鬼」といわれたプロレスラー

12 昭和36年に横綱になり「巨人、——、卵焼き」の言葉が生まれるほど——は人気があった

14 かっこつけたがる人は張る

15 昭和36年に中日に入団し、新人最多勝記録の35勝をマークした——博投手

17 試合終盤に——を持して登場するリリーフエース

20 地を這《は》うようなものから、ボテボテまでさまざま

21 真っ赤な——

ヨコのカギ

1 大名のような主君に対する敬称

3 月形半平太のセリフ「——じゃ。濡れて行こう」

7 昭和37年に西宮からサンフランシスコまで、一人乗りヨットで単独太平洋横断を成し遂げ、「お母ちゃん、ぼく来たんやで!」と叫んだ——謙一青年

解答は121ページ

A	B	C	D	E	F	G

1	2	■	3	4	5	6 C
7		8	■	9 D		
■	10		11	■		■
12	■	13		14		15
16	17 A	■	18		■	
19		20 F		■	21	E
G	■	22	B			

9 大昔は天竺《てんじく》といわれた国

10 パイプの途中や端にある弁

13 昭和37年7月1日に初お目見えの一本足打法は、鳥の名がついた――打法ともいわれた

16 LDKのLは

18 転ばぬ先の――

19 ――を入れて真剣に取り組む

21 大きいばかりで役に立たない――の大木

22 火山の噴出物が風化して堆積した、赤褐色の関東――

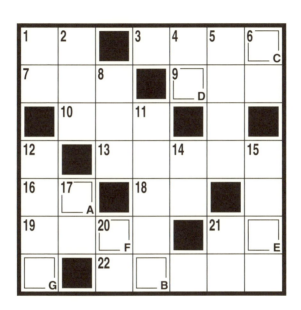

37

国立競技場のデッドヒート

タテのカギ

1 回転レシーブでボールを拾いまくり連戦連勝の「——の魔女」。昭和39年の東京五輪でも金メダルを獲得した女子バレーボール

2 一般的なワインの栓

3 日本海に突き出た——半島

4 東京五輪では、甲州街道を走り調布市で折り返し

5 昭和36年の世界柔道選手権で優勝し、東京五輪でも無差別級で、日本の全階級制覇を阻んだオランダの柔道選手

6 BWHの数値がみな同じ

10 春夏秋冬

11 大勢の人が入り交じって寝ること

12 東京五輪で、体操個人総合金メダルの——幸雄

14 ホームでの試合は——がある

15 東京五輪での日本選手金メダル第1号は、重量挙げの——義信

16 オペラ、カンタータなどで歌われる独唱曲

18 五輪という大きな——に立って、やや緊張する選手

20 タテ6もこの1つです

ヨコのカギ

1 和室で掛け軸をかけたり、生け花を飾ったりするスペース

5 東京五輪の陸上男子100mで10秒00の記録で優勝したアメリカのボブ・——

7 東京五輪をきっかけに、流行語として〝ものすごい〟という意味で使われるようになった体操用語

8 ——に目が眩《くら》む

9 空気中に含まれている水蒸気の割合

10 昭和39年に戦前のセントライト以来の三冠馬となった

解答は122ページ

A	B	C	D	E	F	G	H

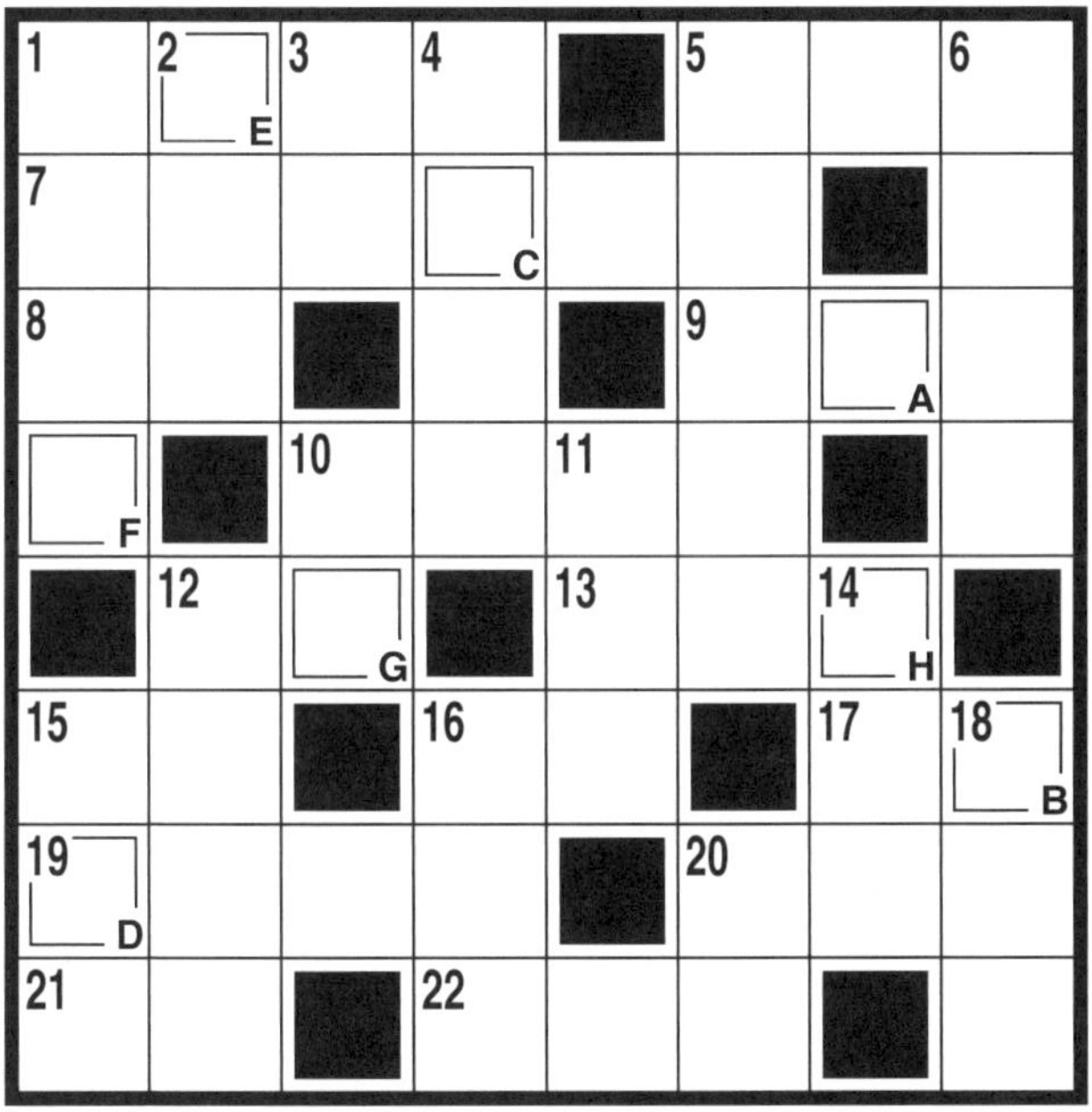

競走馬
12 筮竹《ぜいちく》を用いる占い
13 通知すること
15 室町時代の頃の中国
16 サザエは、カツオやワカメの――
17 ドアの取っ手
19 背に住まいを背負った甲殻類
20 東京五輪の頃には影も形もなかった――国際空港
21 めったにないことです
22 ローマ五輪は裸足で、東京五輪は靴を履いて**タテ4**を連覇した、エチオピアの〝走る哲人〟

38 さわやかなスポーツウーマン

タテのカギ

1 サメは荒く、モチはつやつや
2 メキシコ五輪の走り高跳びで優勝したD・フォスベリーの、頭から先に越える革命的な跳び方は、後に——跳びと呼ばれる
3 だらけて練習している時に、監督やコーチが入れます
4 ラグビーのボールの形
5 昭和43年に大人気だった沢村忠がヒーローのスポーツ
7 ニジ、ヒメ、サクラがいる魚
10 メキシコ五輪のサッカーでハットトリックなど記録し、日本を銅メダルに導いた伝説のストライカー
11 昭和42年に世界チャンピオンになり「勝ってもかぶっても緒をしめよ」といった、たどたどしい日本語も話題になった日系三世ボクサー
12 上半身を屈曲・回転させる部分
14 デイ・アンド・ナイト
15 **タテ5**でジャンプして行う
17 所属しているのに練習などに姿を見せない幽霊——
20 後頭部から首の付け根あたりにある、盆の——

ヨコのカギ

1 必要は発明の——
3 昭和40年『やったるで!』を出版。書名が流行語になった生涯400勝の——正一投手
6 昭和40年に『なせば成る!』『おれについてこい!』がベストセラーになった、東洋の魔女チームを率いた——博文監督
8 昭和43年、阪神の——豊投手が1シーズン354奪三振を達成
9 外科手術に使う刃物
10 おしまいです
11 60秒
12 将棋で動かすもの
13 約3・3平方メートル

解答は122ページ

A	B	C	D	E	F	G

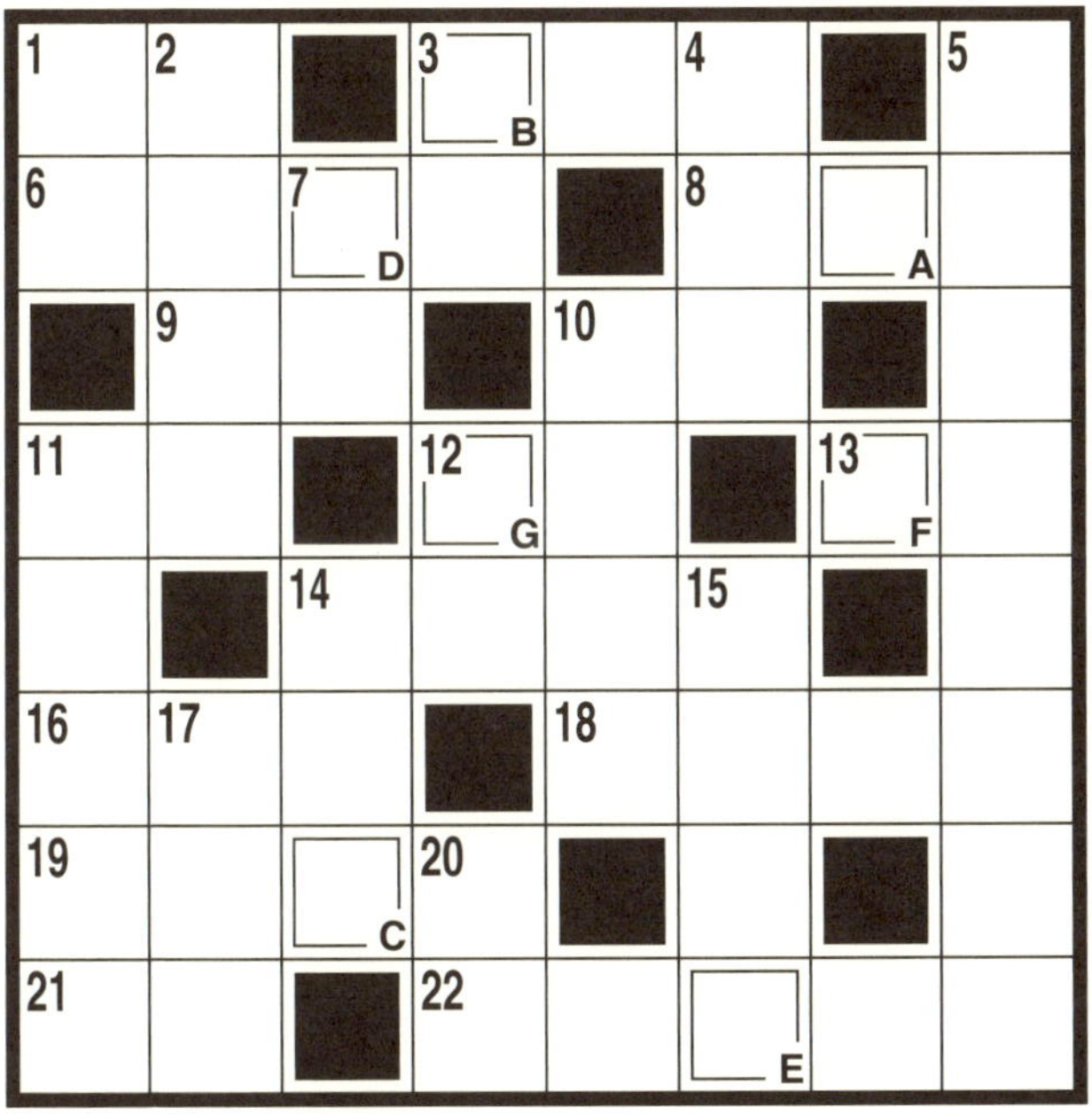

14 阪急・近鉄などの監督を務め、20年間に8度のリーグ優勝を果たしながら日本一には縁遠く、悲運の名将といわれた——幸雄監督

16 昭和43年のドラフト会議で、法政大の——幸一は巨人入りを希望していたが、阪神に指名され泣く泣く阪神へ

18 休日がまばらな——連休

19 プロ野球入りする時に球団と選手の間で交わすもの

21 バットの——に当たらず、ポップフライに

22 昭和42年、プロの協会が設立。女性のスタープレーヤーが登場し、テレビ放映されて大ブームとなったスポーツ

39 転んでもキュートなスマイル

タテのカギ

1 プロ野球のV旅行での行き先の定番
2 名詞の上について「両方の」を意味する言葉
3 特別にとりたてて記すこと
4 昭和48年の江夏豊投手のノーヒット・ノーランは、延長11回を投げ抜き、自身でサヨナラ本塁打を打つという――
5 力士は土がつくと
7 鬼に金棒、――に鉄棒といわれた体操の――喬《たかし》選手
9 スポーツ選手にインタビューして記事を書く人
12 主婦にバレーボール人気が高まり、昭和45年に第1回全国家庭婦人バレーボール大会が開催された。大会の通称は――バレー大会
13 ボクサーが路上で行うトレーニング
14 奈良や京都など
17 履歴書などに書く得意技
18 10月から行われる赤い――共同募金
19 昭和49年にカシアス・クレイ改めモハメド・――がジョージ・フォアマンと対戦し〝蝶のように舞い蜂のように刺す〟テクニックで7年ぶりに奇跡の王座復活
20 液体などをフィルターに通して固体物を取り除くこと

ヨコのカギ

1 昭和45年に――勲が、3割8分3厘4毛の最高打率をマーク
4 昭和46年、カエル跳びパンチの――功一が世界王者に。昭和48年には、――大士が黄金の左で初の学生横綱に
6 ――放送をカセットテープに
8 ――の合ったダブルス
10 昭和47年に、アジア初の冬季五輪が札幌で開催され、70m級ジャンプで笠谷幸生、

解答は123ページ

A	B	C	D	E	F	G

1	F	2	3	■	4	A	5
	■	6		7		■	
8	9	■	10				■
■	11	12	D	■		■	13
14	B		■	15			
	■	16	17 E	■		■	
■	18			19		20	G
21	C	■	22		■	23	

金野昭次、青地清二選手がメダルを独占して、〝――飛行隊〟と呼ばれた

11 後片付けをすること

14 〝投げる精密機械〟といわれ、通算第3位の320勝の――正明投手が昭和48年に引退

15 使用済み切手に押されています

16 実家をさすことも

18 昭和49年に、ベーブ・ルースの通算714本のホームラン記録を破った黒人選手

21 野球選手にはグラウンド、力士には土俵に落ちてる？

22 ――と人情の板挟み

23 タンスや机など

40 ウィンブルドンで初優勝

タテのカギ

1 昭和52年の全米女子プロゴルフ選手権で優勝した、日本人初の世界タイトル獲得者
2 ——に説法
3 ——のやん八
4 荷物などをいっぱいにのせること
5 〝田淵幸一選手のランニングホーマー〟の略で、「ありえないこと」という意味で使われた、昭和55年頃の流行語
6 昭和53～55年に福岡国際マラソンを3連覇したランナー
8 全国で47人いる政治家
9 優勝の——にひたる選手
11 苦しまぎれの——の策
13 昭和51年に世界王者となり、昭和55年までに世界記録の13回防衛を達成したボクサー、具志堅用高のニックネーム
14 カリブ海のイスパニョーラ島の東部を占める共和国（西部はハイチ）
16 昭和53年にドラフト指名権の切れる〝——の一日〟を突いて、巨人が江川卓と電撃契約した江川事件
18 フー、と吐き出す
19 昭和54年に落馬し、危篤状態に陥ったが一命を取り留めた。9年連続リーディングジョッキーの天才、——洋一騎手
22 甲子園球場の外壁の植物
23 平和のシンボルとされる鳥
24 梅雨前線や秋雨前線が居すわる季節は

ヨコのカギ

1 昭和50年に赤ヘル・フィーバーを起こし、球団創設以来初のリーグ優勝を果たしたチーム
3 昭和52年の全日本柔道選手権で、19歳の——泰裕が初優勝し、最年少のチャンピオンに
6 渡る——に鬼はなし
7 両親がいるような名（？）の南アメリカ最大の湖
10 ラグビー日本代表のシンボルの花は
12 投手が故障しやすい部分
13 昭和55年にチーム不振の責任をとり、長嶋監督が辞任したが、事実上の——という説もあり親

解答は123ページ

A	B	C	D	E	F	G

1		2		■	3	4 C		5
	■		■	6			■	
7	8		9	G	■	10	11	
12		■		■	13			
A	■	14	E			■		■
15	16			■	17	18	■	19
■	20		■	21			22 D	
23			24	■	B	■	25	
26		■	27	F			■	

会社の読売新聞社にはファンの抗議が殺到

14 昭和54年の甲子園の話題は、浪商の牛島和彦と香川伸行の超高校級バッテリー。その香川選手の漫画からのニックネームは

15 昭和21年に第1回が行われた――体育大会

17 娘の夫

20 食用となる馬糞――

21 モハメド・アリと対戦したアントニオ猪木が、寝転びながら繰り出した技

23 母親の血統に属している人

25 ――からぼたもちで思いがけない幸運

26 早起きは三文の――

27 鳴門海峡の見どころ

41 漫画から飛び出したニューヒーロー

タテのカギ

1 昭和58年にハワイアン・オープンで優勝し、日本人男子初の米ツアーの覇者となったゴルファー
2 チベット自治区の首府
3 肉筆ではない浮世絵は
4 古くから親しくしている人
5 主役のような専用の控室を持てない——俳優
6 ベッド、ダウン、ゴースト
9 悪夢を食うといわれる中国の想像上の動物
12 大関を三場所で通過して、昭和56年に横綱に昇進した〝ウルフ〟がニックネームの力士
14 ゴルフコースで、フェアウェーやグリーンの外側。草や芝を刈っていないエリア
16 アームレスリングの試合開始を告げる審判の掛け声
18 どれくらいの年数
19 昭和59年のロス五輪のマラソンに出場した茂・猛の——兄弟
21 この問題のテーマは昭和の——
23 昭和58年に、ルー・ブロックのもつ大リーグ記録938——を破った、俊足の福本豊選手（生涯記録は1065——）
25 昭和39年に「ひかり」とともに運行を開始した新幹線の車両
26 足腰などの弾力性
28 同じ釜の——を食った仲間
29 アーチェリーの矢で射るもの

ヨコのカギ

1 旧約聖書に記されるイスラエルの民の祖
5 昭和の終わり頃から使われ始めたマニアをさす言葉
7 昭和57年に——となったロッテの落合博満選手（昭和60、61年も獲得）
8 敵を倒そうと準備して待ち構える時に研ぐもの
10 大飢饉などが原因の死
11 昭和56年に「——がアホやから野球ができへん」の言葉を残し、阪神を退団した江本孟紀投手
13 ロシア語で魚の卵
15 1988（昭和63）年の五輪開催地に立候補し、昭和56年のIOC総会で、予想に反してソウルに敗れた日本の都市
17 「マジック」といわれるほど、

解答は124ページ

A	B	C	D	E	F	G

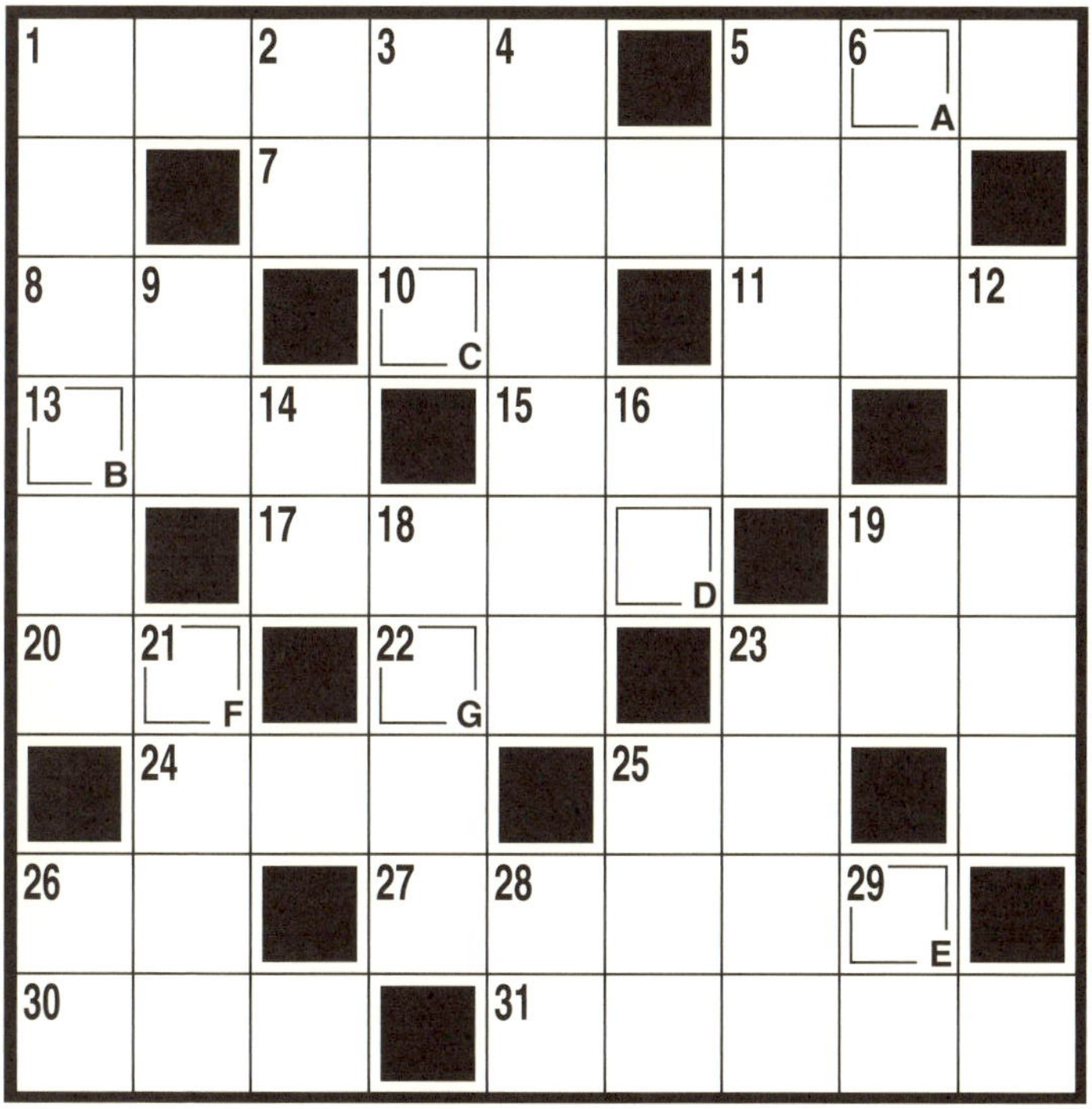

ラグビーのボール扱いに長《た》けた南太平洋の島国

19 宝塚歌劇は女の——

20 空手の「押忍」

22 サッカーW杯の1次リーグは4チームごとに——分けを

23 木綿や絹などがあります

24 サッカーのゴールマウスの柱

25 亀の——より年の——

26 ゴールマウスの横棒

27 昭和57年の夏の甲子園をパワーあふれる攻撃型打線で制した、徳島の池田高校を率いた蔦《つた》文也監督のニックネーム

30 バレーボールではコートの中央、バスケットボールではリングの下にあります

31 昭和47年に冬季五輪を開催した札幌と、夏季五輪を開催したミュンヘンの関係

42 東欧の人たちを見かけません

タテのカギ

1 昭和53～59年にラグビー日本選手権を7連覇し、「北の鉄人」といわれた新日鉄釜石チームを牽《けん》引《いん》した名スタンドオフ

2 新日鉄釜石7連覇の間に、4度決勝で対戦した、平尾誠二や大八木淳史たちが中心選手だった大学

3 回転している店もあります

4 昭和59年のロス五輪で増田明美は女子マラソンの途中で

5 機械などを長く使い続けていれば、――がきます

6 昭和57年に西武ライオンズの監督に就任した広岡達朗が、選手の体質改善のために強く進めた――主義

9 昭和54年に第1回が行われたパリーダカール・――

13 昭和58年に、陸上男子100mでカルヴィン・スミスが9秒93を記録。メキシコ五輪で――が樹立した9秒95の記録を15年ぶりに塗り替えた

15 口の広い魔法ビン式の容器

18 スキーのジャンプでは好適。陸上やゴルフでは不適

19 ――遅くまで、練習に明け暮れた日々が懐かしいな

21 電話に誰もでんわ

22 「つら」ともいいます

23 字数節約のために、オリンピックを――と表記することを考案した新聞記者の川本信正氏

24 生みの――より育ての――

25 養蜂家が生産するもの

26 約3センチ

27 風がやんで波がなくなり、海面が静まること

ヨコのカギ

1 船乗り

4 昭和59年にセ・リーグのMVPに選ばれた広島カープの鉄人

7 大相撲に詳しい人は相撲――といわれます

8 興ざめなこと

10 ――式キックボクシングとも呼ばれる格闘技が生まれた国

11 糖尿病を克服して、昭和58年に31歳で横綱に昇進した隆の里はその辛抱ぶりにより、当時のNHKの朝の連続テレビ小説から――横綱と呼ばれた

解答は124ページ

A	B	C	D	E	F	G	H	I

1	2	A	3	■	4		5	6 B
7		■	8	9		■	10	
11		I	■	12 H		13	■	
14		■	15		■	16		
17		18		■	19		■	
	■	20		21 E				■
■	22		■		■	C	■	23 G
24			25	■	26 F		27	
	■	28 D				■	29	

12 通常国会に対して必要に応じて召集される——国会

14 植物油も牛脂も魚油も

15 万有引力定数の記号

16 「刑務所」の俗語

17 はっきりせずにあいまい

19 ある事柄が周囲に及ぼす影響やとばっちり

20 ロス五輪の短距離3種目と走り幅跳びで金メダルを計4個獲得し、芸能人並みの人気を集めた天才スプリンター

22 巻きと二枚があります

24 横綱千代の富士のニックネームを日本語でいうと

26 果実がたくさん群がりなっていること

28 競技者が胸や背につける番号を書いた布

29 2位です

43 四冠を達成した史上最強の…

タテのカギ

1 甲子園で活躍し、——コンビといわれたPL学園の清原和博、桑田真澄。昭和60年のドラフト会議で清原は西武、桑田は巨人に指名された
2 約束を英語でいうと
3 車の心棒
4 昭和63年に南海からダイエーに身売りされたチーム
5 昭和59年に、外国人選手として初の三冠王に輝き、パ・リーグのMVPも獲得した阪急ブレーブスの選手
7 昭和60年に日本一となったタイガースの虎フィーバーの語り草になっている、4月17日対巨人戦のクリーンナップによる——3連発
9 昭和52～61年に、世界自転車選手権のプロスプリントを10連覇した競輪選手
12 外観がよく見えること
15 「アテンションプリーズ」といった案内が流れていたり
16 ダウンサイジングすること
17 ——より証拠
20 未開拓だったり、耕作に適さなかったりする土地
22 極真会館を興した伝説の空手家、大山倍達を主人公にした格闘劇画「空手——一代」
23 ふりがな用の活字

ヨコのカギ

1 山内一豊の妻のようなしっかりした賢い婦人
4 組織や団体で活動の中心となるところ。大会——
6 武士の給与
7 高跳びでは3度落とすと失格
8 動物では毛の生え具合、人間では血筋や家柄の質
10 安芸の宮島にある世界遺産の——神社
11 パスタ料理に使われる黒いソースは
13 微笑しているような名前の常緑高木
14 昭和60年のタイガース日本一の立役者の1人で三冠王、MVPに輝いた外国人選手
16 技芸を身につけていること

解答は125ページ

A	B	C	D	E	F	G	H

1		2	3		■	4		5
	■	6		■	7	H	■	
8	9		■	10			E	
11		B	12	■	13		■	
■		■	14	D		■	15	■
16		17		■	18	A		
19			■	20		■		■
21 C		■	22		F			23
24						■	25	G

18 昭和60年に、プロ野球選手がストを行わない（とされた）労働――「日本プロ野球選手会」を結成

19 昭和のプロレスラーがリングに登場する時、多くが身にまとっていたコスチューム

20 キリギリスとは違って、働き者とされる昆虫

21 同点です

22 昭和61年頃に熊田康則、川合俊一などのアイドル歌手顔負けの人気選手が続出した競技

24 昭和61年にタレントのうつみ宮土理が書いた『――体操』が年間ベストセラー7位に

25 鷹を生むことがある？

44 外国人力士初の大関誕生

タテのカギ

1 アメリカツアーに挑戦し、7年目の昭和62年にUSLPGAツアー賞金王となり、年間優秀プレーヤーのタイトルを獲得した女性ゴルファー

2 米や麦などの穀物を多く産出する──地帯

3 昭和63年のソウル五輪の100m背泳ぎで、鈴木大地が金メダルを獲得するカギとなった潜水時間の長い泳法

4 グルメは肥えています

5 宮城と広島が二大養殖地の貝

6 ソウル五輪の陸上男子100mでカール・ルイスを破り、1位となるもドーピングで失格となったカナダの選手

9 ショートケーキの上にのっています

11 体液と同じ浸透圧になるようにカリウム・ナトリウムなどの電解質を加えた──飲料

13 耳の内部で音波を受けて振動

15 身分のある人の妻の敬称

16 笑うと寄ります

18 ソウル五輪の陸上女子100m、200m、400mリレーを制し3冠となり、長い髪や爪のマニキュアなどの外見でも話題を集めたフローレンス・──

21 日本・イギリス・アイスランドなど

23 ソウル五輪の体操で活躍した池谷幸雄・西川大輔の──高校コンビ

25 ドラキュラの胸に打つ

26 JOCやIOCなどの集団

27 物事が行われるたびごと

ヨコのカギ

2 ソウル五輪で獲得した金メダルを置き忘れて話題となった、レスリングの──孝至選手

5 昭和の男子陸上選手には100mでの10秒の──は高かった

7 つる草が波のように四方に伸びているような──模様

8 アメリカの一流プロスポーツ選手が手にするもの

10 チーム全員で──のユニホームを身にまとう

12 海外へ行ってきまーす

14 その道の大家

解答は125ページ

A	B	C	D	E	F	G	H

1	■	2	3		4 C	■	5	6
7				■	8	9	D	
	■	10		11	■	H	■	
12	13 A		■	14	15		16	
17		■	18			■	19	
20 E		21		■	22	23	■	F
	■	24		25			26	
■	27				■	28		■
29		B		■	30		G	

17 かつての共産圏で、国家が養成する運動選手はステート・――といわれた

18 力士が「はあ、どすこいどすこい」と歌う相撲――

19 「――ちゃん」と呼ばれた、王貞治選手

20 国と地方公共団体の――を官公庁といいます

22 事実ではない――ネタ

24 昭和63年に完成した東京ドームで行われた、――とトニー・タッブスによるボクシング世界ヘビー級タイトルマッチは大入り満員だった

27 賠償金を出して罪の――をする

28 思い当たる――がある

29 オペラハウスがシンボルのオーストラリア最大の都市

30 1周約5キロの東京のジョギング愛好家が集う場所

…第４章…

解答

ハ	テ C	■	ボ	ス	ト	ン
ブ	ン	レ	ツ	■	ビ	■
ラ	■	デ	■	ア	ウ	ト
シ	ラ	イ	ヨ	シ	オ	■
■	ジ	ー B	■	ナ	■	ケ
カ	オ	■	ヒ	ラ	リ	ー D
ズ E	■	ヘ	ル A	シ	ン	キ

34

日本人レスラーに立ちはだかる鉄人

答え　ルーテーズ（ルー・テーズ）

35

昭和33年、鳴り物入りでデビュー

シ C	カ	■	サ	イ	ハ	テ
ア	サ	シ	オ G	■	ゲ F	ン
イ	■	ツ	■	コ	■	ラ
■	リ	キ	ド	ウ	ザ	ン
イ	ガ B	ヤ	■	シ E	コ	■
ナ A	■	ク	チ	エ	■	マ D
オ	ウ	■	キ	ン	テ	ツ

答え　ナガシマシゲオ（長嶋茂雄）

36

ひとりぼっちはカッコイイ!?

ト	ノ	■	ハ	ル	サ	メ C
ホ	リ	エ	■	イ D	ン	ド
■	バ	ル	ブ	■	シ	■
タ	■	フ	ラ	ミ	ン	ゴ
イ	マ A	■	ツ	エ	■	ン
ホ	ン	ゴ F	シ	■	ウ	ド E
ウ G	■	ロ	ー B	ム	ソ	ウ

答え　マーメイドゴウ（マーメイド号）

37

国立競技場のデッドヒート

ト	コ E	ノ	マ	■	ヘ	イ	ズ
ウ	ル	ト	ラ C	シ	ー	■	ン
ヨ	ク	■	ソ	■	シ	ツ A	ド
ウ F	■	シ	ン	ザ	ン	■	ウ
■	エ	キ G	■	コ	ク	チ H	■
ミ	ン	■	ア	ネ	■	ノ	ブ B
ヤ D	ド	カ	リ	■	ナ	リ	タ
ケ	ウ	■	ア	ベ	ベ	■	イ

答え　ツブラヤコウキチ（円谷幸吉）

38

さわやかなスポーツウーマン

ハ	ハ	■	カ B	ネ	ダ	■	キ
ダ	イ	マ D	ツ	■	エ	ナ A	ツ
■	メ	ス	■	カ	ン	■	ク
フ	ン	■	コ G	マ	■	ツ F	ボ
ジ	■	ニ	シ	モ	ト	■	ク
タ	ブ	チ	■	ト	ビ	イ	シ
ケ	イ	ヤ C	ク	■	ゲ	■	ン
シ	ン	■	ボ	ウ	リ E	ン	グ

答え　ナカヤマリツコ（中山律子）

39

転んでもキュートなスマイル

ハ	リ[F]	モ	ト	■	ワ	ジ[A]	マ
ワ	■	ロ	ク	オ	ン	■	ケ
イ	キ	■	ヒ	ノ	マ	ル	■
■	シ	マ	ツ[D]	■	ン	■	ラ
コ	ヤ[B]	マ	■	ケ	シ	イ	ン
ト	■	サ	ト[E]	■	ヨ	■	ニ
■	ハ	ン	ク	ア	ー	ロ	ン[G]
カ	ネ[C]	■	ギ	リ	■	カ	グ

答え ジャネツトリン（ジャネット・リン）

40

ウィンブルドンで初優勝

ヒ	ロ	シ	マ	■	ヤ	マ[C]	シ	タ
グ	■	ヤ	■	セ	ケ	ン	■	ブ
チ	チ	カ	カ	コ[G]	■	サ	ク	ラ
ヒ	ジ	■	イ	■	カ	イ	ニ	ン
サ[A]	■	ド	カ[E]	ベ	ン	■	ク	■
コ	ク	ミ	ン	■	ム	コ	■	フ
■	ウ	ニ	■	ア	リ	キ	ツ[D]	ク
ハ	ハ	カ	タ	■	ワ[B]	■	タ	ナ
ト	ク	■	ウ	ズ[F]	シ	オ	■	ガ

答え サワマツカズコ（沢松和子）

41

漫画から飛び出したニューヒーロー

ア	ブ	ラ	ハ	ム	■	オ	タ A	ク
オ	■	サ	ン	カ	ン	オ	ウ	■
キ	バ	■	ガ C	シ	■	ベ	ン	チ
イ B	ク	ラ	■	ナ	ゴ	ヤ	■	ヨ
サ	■	フ	イ	ジ	ー D	■	ソ	ノ
オ	ス F	■	ク G	ミ	■	ト	ウ	フ
■	ポ	ス	ト	■	コ	ウ	■	ジ
バ	ー	■	セ	メ	ダ	ル	マ E	■
ネ	ッ	ト	■	シ	マ	イ	ト	シ

答え　タイガーマスク

42

東欧の人たちを見かけません

マ	ド	ロ A	ス	■	キ	ヌ	ガ	サ B
ツ	ウ	■	シ	ラ	ケ	■	タ	イ
オ	シ	ン I	■	リ H	ン	ジ	■	シ
ユ	シ	■	ジ	ー	■	ム	シ	ヨ
ウ	ヤ	ム	ヤ	■	ヨ	ハ	■	ク
ジ	■	カ	ー	ル E	ル	イ	ス	■
■	カ	イ	■	ス	■	ン C	■	ゴ G
オ	オ	カ	ミ	■	ス F	ズ	ナ	リ
ヤ	■	ゼ D	ツ	ケ	ン	■	ギ	ン

答え　ロサンゼルスゴリン（ロサンゼルス五輪）

43　四冠を達成した史上最強の…

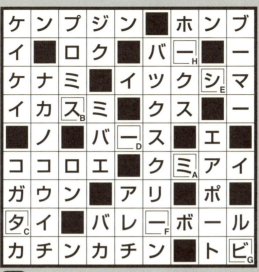

ケ	ン	プ	ジ	ン	■	ホ	ン	ブ
イ	■	ロ	ク	■	バ	ー H	■	ー
ケ	ナ	ミ	■	イ	ツ	ク	シ E	マ
イ	カ	ス B	ミ	■	ク	ス	■	ー
■	ノ	■	バ	ー D	ス	■	エ	■
コ	コ	ロ	エ	■	ク	ミ A	ア	イ
ガ	ウ	ン	■	ア	リ	■	ポ	■
タ C	イ	■	バ	レ	ー F	ボ	ー	ル
カ	チ	ン	カ	チ	ン	■	ト	ビ G

答え　ミスターシービー

44　外国人力士初の大関誕生

オ	■	コ	バ	ヤ	シ C	■	カ	ベ
カ	ラ	ク	サ	■	タ	イ	キ D	ン
モ	■	ソ	ロ	イ	■	チ H	■	ジ
ト	コ A	ウ	■	オ	オ	ゴ	シ	ヨ
ア	マ	■	ジ	ン	ク	■	ワ	ン
ヤ E	ク	シ	ヨ	■	ガ	セ	■	ソ F
コ	■	マ	イ	ク	タ	イ	ソ	ン
■	ツ	グ	ナ	イ	■	フ	シ	■
シ	ド	ニ B	ー	■	コ	ウ	キ G	ヨ

答え　コニシキヤソキチ（小錦八十吉）

阪神・大鵬・卵焼き

――西尾徹也

著者が小学生の頃、〝巨人・大鵬・卵焼き〟という子どもが大好きなものを3つ並べた言葉があった。この言葉に対抗しての〝阪神・柏戸・お好み焼き〟も存在していたが、こちらは関西人あるいは二流好みのへそ曲がりのみに愛された言葉だった。

では著者の場合はどうだったかといえば〝阪神（西鉄）・大鵬・卵焼き（お好み焼き）〟。セ・リーグは阪神（著者も関西人だ）。パ・リーグなら西鉄。ただし、後者は野球チームそのものより、著者の名前（西尾徹也）から西鉄に親近感をもっていたというのが一番の理由である。

大相撲は何といっても大鵬だった。柏戸の愚直ともいうべき攻め一辺倒の相撲も嫌いではなかったが、大鵬の盤石の強さを誇る横綱相撲の前に軍配の行方は明らかだった。地方巡業で大相撲がわが町にやってきたのが小学校1年生の頃だった。その巡業を観戦し、超恥ずかしがり屋の少年が大きな声で「タイホ〜ッ！」と叫んだのもいい思い出である。

とにかく、少年の頃はプロ野球・大相撲のほか、プロレス・ボクシングなど、さまざまなスポーツをテレビ観戦。入退院を繰り返し自宅療養で家にいることの多かった父と並んでテレビの前にいた。

そのピークが昭和39年、小学4年生の時の東京五輪。その折、女子体操の金メダリスト、チャスラフスカの艶やかな姿に「いいスタイルしているなあ」とつぶやいていた父は、その4か月後に他界。父を思い出す時は同時にチャスラフスカの姿も浮かんでくるのだ。

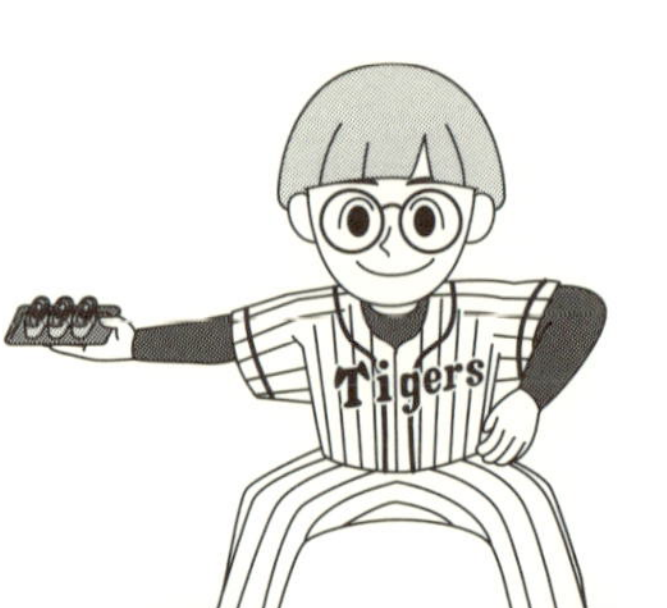

第５章

昭和の［政治・経済］編

全11問

第５章は「政治・経済」編です。太平洋戦争を経て焦土と化した日本が、不死鳥のように蘇《よみがえ》っていくさまを、昭和を生きた私たちは見てきました。戦前から戦後の日本を支えてきた「政治・経済」の変遷を、クロスワードを解きながら振り返りましょう。

45 終戦直後のコンビニかな?

タテのカギ

1 五・一五事件で就任後半年で暗殺された、——毅首相

2 昭和13年に制定された戦争のための法律が、——総動員法

3 食パンの外周部

4 太平洋戦争では、300万もの日本人が——を落としました

6 総理大臣が招集して開く会議

8 戦後の在職最長記録をもつ総理大臣、佐藤栄作は奥さんとは——同士

9 昭和18年、兵力不足を補うために、学生を出兵させた——出陣

12 首相としては珍しく、——で退陣した宇野内閣

14 戦後解体させられた財閥で、後に芙蓉《ふよう》グループを形成

16 3月上旬生まれの人の星座は

17 戦後日本は、焼けた——の中から立ち上がった

ヨコのカギ

1 ロシアのマトリョーシカ人形のような構造

3 解体させられた財閥の1つで、もともとは呉服屋さん

5 最初に観客の心を惹きつける、芸人の芸

7 戦後、GHQの指揮下で、学制——が行われた

9 「真剣勝負」の意味

10 針の穴に通して使用

11 戦後起こった大型の贈収賄事件、造船——は昭和29年に表面化

13 家とは呼べない粗末さ

解答は150ページ

A	B	C	D

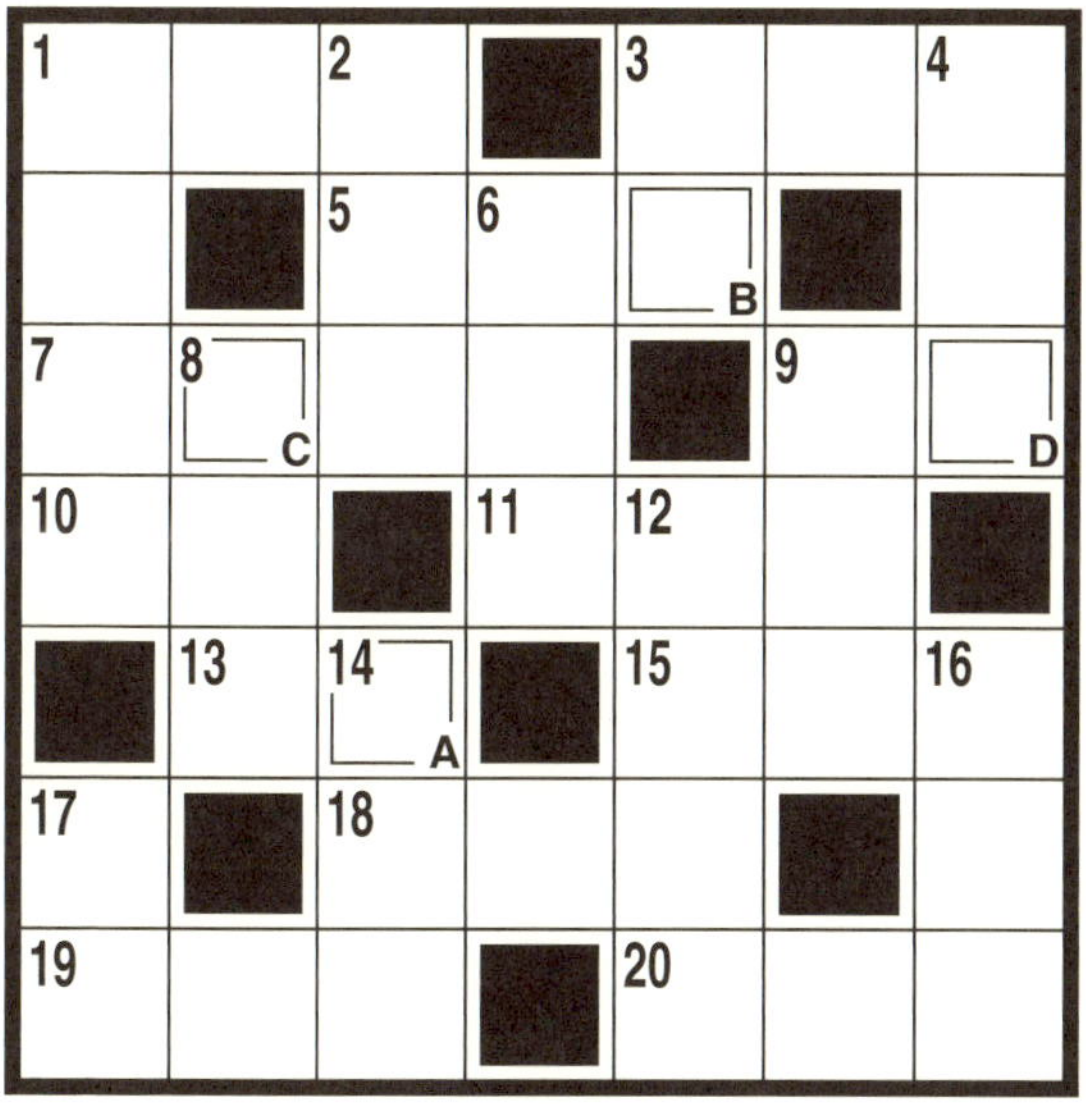

15 硫黄島は日米両軍が——を繰り広げた地

18 戦争中は、政治家もコレではなく軍服を着用

19 「経済のことはこの——にお任せください」と言った首相は

20 昭和60年、ドル安誘導を内容にした先進5カ国による、——合意

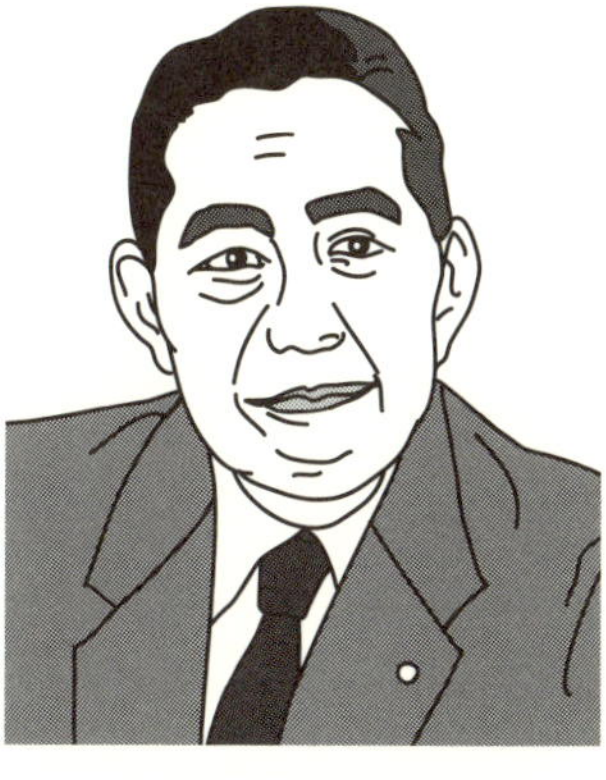

46 おかげでお金が新しくなった

タテのカギ

1 終戦後、兵士を帰還させるために設けられた──省

2 女性参政権が認められた最初の衆議院選挙が、昭和21年に──された

3 戦時中は、主食のコレも配給制

4 昭和の初め、若い将校らが標《ひょう》榜《ぼう》していたのが、昭和──

6 戦後の混乱した政治をまとめた──茂首相は、死後国葬に

8 内部事情を──する文書で、政治が混乱に陥ることも

9 戦後の社会は、何でもかんでも不足していた

11 愛情の──から起こった事件

12 マッカーサーのトレードマークだった、──パイプ

13 戦後──は、現在もなお終わっていないものも

14 天皇は、──から人へと宣言

15 契約書で、乙の相手方

16 「昭和の妖怪」と呼ばれた政治家は、──信介

ヨコのカギ

1 女性参政権、当初は──参政権と呼ばれていた

3 1ドル360円の──レートの頃、車のハンドルはいくら? 答え180円というなぞなぞがあった

5 日本では、家の中では脱ぎます

6 息子の奥さんをこう呼ぶこともあり

7 鳩山一郎の後を継いだが就任後65日で退陣した、──湛山

解答は151ページ

A	B	C	D

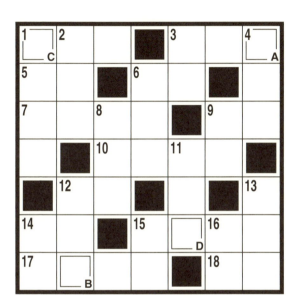

9 弟子入りする時に叩くのは

10 水菓子の別名もあります

12 ピラミッドを建設する際にも使用されたといわれる、円柱状の道具

14 戦後の〝3C〟は、クーラー、カラーテレビともう1つ何？

15 二・二六事件で暗殺された、高橋――大蔵大臣

17 新憲法に基づいて、家督相続の廃止などが盛られた――も、戦後に改正された

18 ここに火がつくと大変

47 「豊かさ」の象徴となりました

タテのカギ

1 昭和35年、45年はそれぞれ、──闘争が激化した年
2 その主役の全学連は、全日本学生──会総連合の略
3 昭和47年に沖縄が返還され、43番めの──に復帰
4 昭和22年には教育──法が制定され、平成18年に全面改正
6 昭和に建てられ、現在誰も住まない──は大きな社会問題
8 選挙に当選する〝3バン〟の1つといわれた、──いっぱいのお金
9 バブルの頃、住宅──の金利は、8％なんて時もあった
11 戦後アメリカは、日本を「全体主義への防壁」とすべく──していた
12 昭和22年、──基準法制定
13 昭和49年、──裁定で首相に指名された三木武夫
15 物事のいわれ

ヨコのカギ

1 昭和40年から発行が始まった──国債。借金の残高は、今や千兆円超え
3 朝鮮戦争の特需で、──は良くなり、高度経済成長につながった
5 終戦直後は、どこもかなり

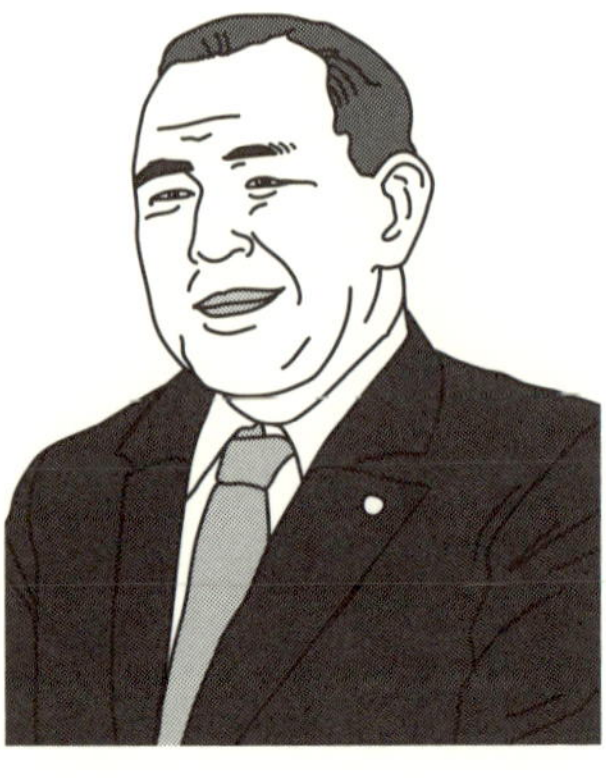

解答は151ページ

A	B	C	D

1		2	■	3		4
	■	5	6	B	■	
7	8	■		■	9	
■	10	11		12	D	■
13 C			■	14		15
	■	16 A			■	
17			■	18		

悪かったらしい

7 うっかりしてしまったミス

9 証拠に負けます

10 吉田茂の一言がきっかけとなった、——解散は昭和28年

13 真っ赤な流し台?

14 後に建設省などと統合して、国土交通省になった——省

16 戦中戦後は、——の飯もままならない時代だった

17 ——の底は、地獄の底の意味

18 社会や政治家が、今より右に傾くこと

48 居眠り議員はクビにすべき!?

タテのカギ

1 「角さん」と呼ばれた田中角栄のニックネームは
2 昭和天皇は天皇の――年数では歴代トップ
3 安倍晋三の父である、安倍晋太郎の――は、岸信介
4 貸し与えること
5 昭和55年、在職中に亡くなった、――正芳首相
8 昭和11年、皇道派の将校らが――を率いて起こした、二・二六事件
10 幹事長の職務とは、代表を――し党務を遂行すること
12 サッカーは、たいてい――決行
14 昭和33年、神武景気に続く――景気
17 昭和49年、非核三原則でノーベル平和賞をもらった、佐藤――首相
19 昭和の末に、自動車を中心とした日米間の貿易――が問題に
21 青森県西部の地名
22 新幹線や高速道路の建設は、世界銀行から――を受けて完成した
24 ――なきを得る
25 産業の――といわれた半導体も貿易不均衡の要因に

ヨコのカギ

1 東京オリンピックの後、約5年間続いた、――景気
4 田中角栄の宿命のライバルだった、福田――
6 日本のゆったりした踊り
7 気分悪いなぁ～
9 首相退任後にロッキード事件で――された田中角栄
11 ――税は昭和ギリギリの63年に法案が成立
13 東京から西に向かうこと
15 キロ、メガ、ギガの上の単位は

解答は152ページ

A	B	C	D

1	2		3	■	4		5
6		■	7	8	D	■	
9		10	■	11		12	
	■	13	14	C	■	15	
16 A	17	■	18		19		■
20		21		■		■	22
■	23		■	24	B	25	
26					■	27	

16 いつの世でも、庶民の――は、なかなか政治に生かされない

18 吉田茂首相はこう呼ばれた

20 一方で吉田首相は、――にも富んでいたそう

23 明治の元勲、大隈重信の出身地は

24 田中角栄の功績の1つは、昭和47年の日中――正常化

26 昭和の末に政界を巻き込んだ大スキャンダルが、――事件

27 ご飯です

49 クリーンな政治家はどこに？

タテのカギ

1 昭和47年にアメリカから返還されるも、基地問題は今も根深い

2 南米に栄えた帝国

3 政治家のなかには「――将軍」などといわれる人も

4 戦後財閥として解体されるも、高度経済成長期を重化学工業で牽引したグループ

5 日本が終戦を迎えたわずか5年後の昭和25年、――戦争が勃発した

7 戦後のインフレで、――の価値は急落

9 戦後、アメリカと冷戦状態にあった国は

11 GHQの力を借りて行われた――改革で、農家のほとんどは自作農になった

12 マッチの持つところ

13 鐘のゴーンで、「ーン」の部分

14 昭和の末期、専売、電電、国鉄の3つの――が民営化

15 二・二六事件当時の首相は、――啓介。現代のお笑い芸人は――圭右《けいすけ》

17 客の目の前で焼いてくれる、――料理店

18 戦後の経済は、護送船団方式で金融安定、業界の――を図りながら成長

20 安保闘争当時、国会議事堂前は人の――ができていた

ヨコのカギ

1 トイレットペーパーがお店から一斉に姿を消した、昭和48年の――ショック

3 戦後の混乱した生活を支えたブラックマーケット

6 昭和48年の輸入自由化で、投資の対象になった金属

7 果物です

8 日本列島不沈空母発言で物議を醸した、――康弘首相

10 地震の始まりは、初期――から

解答は152ページ

A	B	C	D

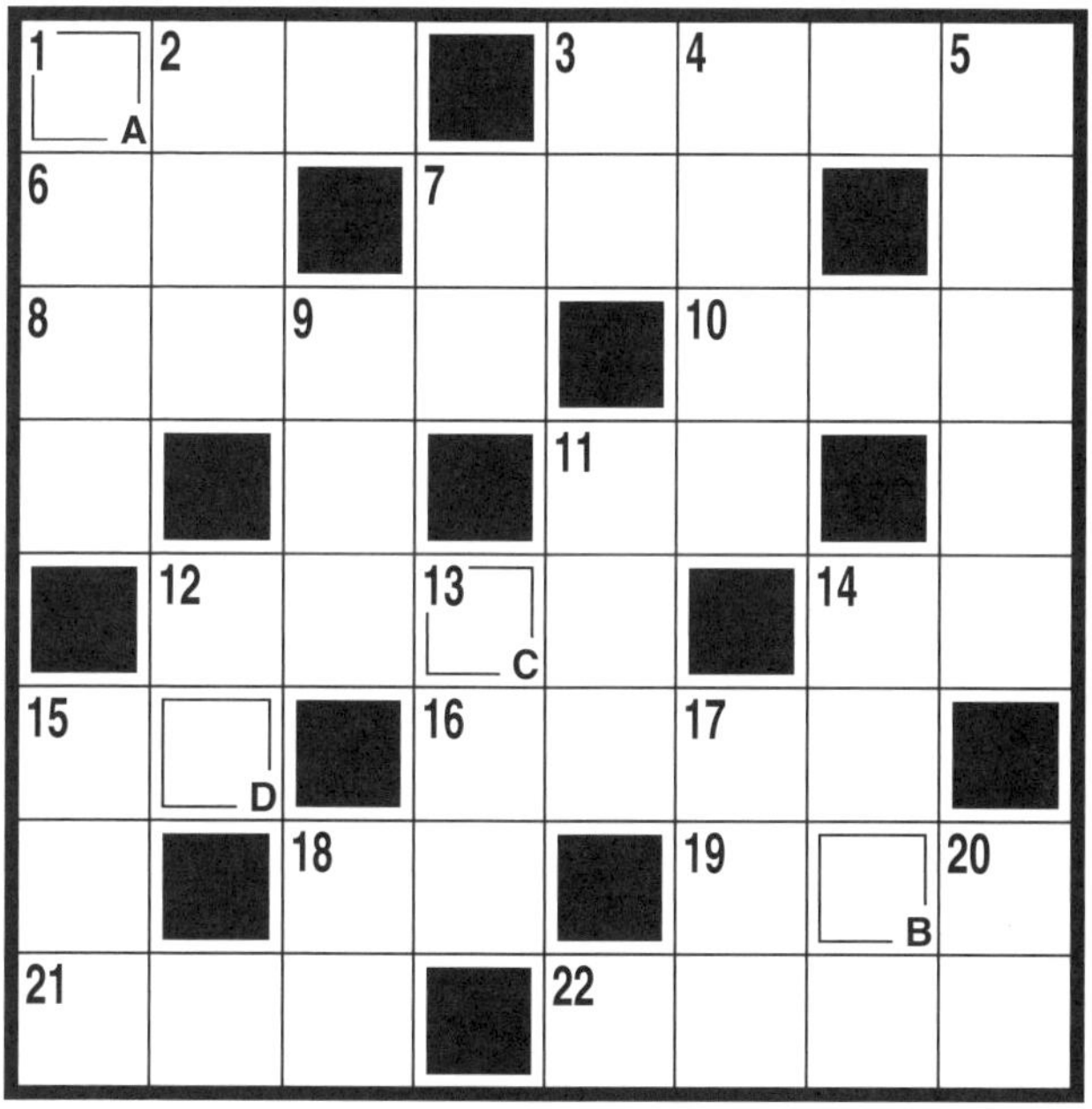

11 大事な贈り物につける
12 日本国憲法下での最初の内閣は、社会党や民主党などの連合という――だった
14 方程式の解
15 太平洋戦争の戦費は当時の金で約2000――円で、国家予算の70倍以上だった
16 55年体制の最初の首相は鳩山――。鳩山由紀夫の祖父
18 図書館で借りられる
19 駐日大使の信任状捧呈式は、コレで皇居まで参内
21 消費税を導入した竹下登は、この人の祖父
22 日本国憲法下の最初の首相は、日本社会党の――哲

50

輸出に依存する日本では不利

タテのカギ

1 父は昭和、息子は平成に総理を務めた親子

2 国鉄のストが日常だった頃は、常に交通が――していました

3 フラットです

4 ――時代は、誰もが財テクに走った

5 強硬派を象徴する鳥は

7 昭和を感じさせるデザインのイメージは

10 昭和の学生運動の――は、日本だけでなく世界に広がっていた

12 スキャンダルを追及された政治家は、――とした表情

14 昭和29年に、警察予備隊を改組してできた組織

15 太平洋戦争開戦時の首相で、処刑されたのは――英機

16 朝鮮戦争の開戦で日本を潤した、朝鮮――

17 戦後の日本国憲法の別名は、――憲法

18 学生運動が盛んな頃、学生は教室の――をバリケードで封鎖していた

22 昭和58年に東京ディズニーランドが開園、以後――エリアの開発も進んだ

24 戦後日本はずっと、核の――に守られている、とされる

ヨコのカギ

1 和室を仕切る、紙の戸

3 昭和49年7月7日に行われた参議院議員選挙の通称は、――選挙

6 昭和58年の参院選から採用された、――代表制

8 上司の下で働きます

9 アメリカの株の代表的な指数、――平均株価

11 貿易摩擦が大きすぎると、発生

13 活動の拠点になる所のこと

解答は153ページ

A	B	C	D

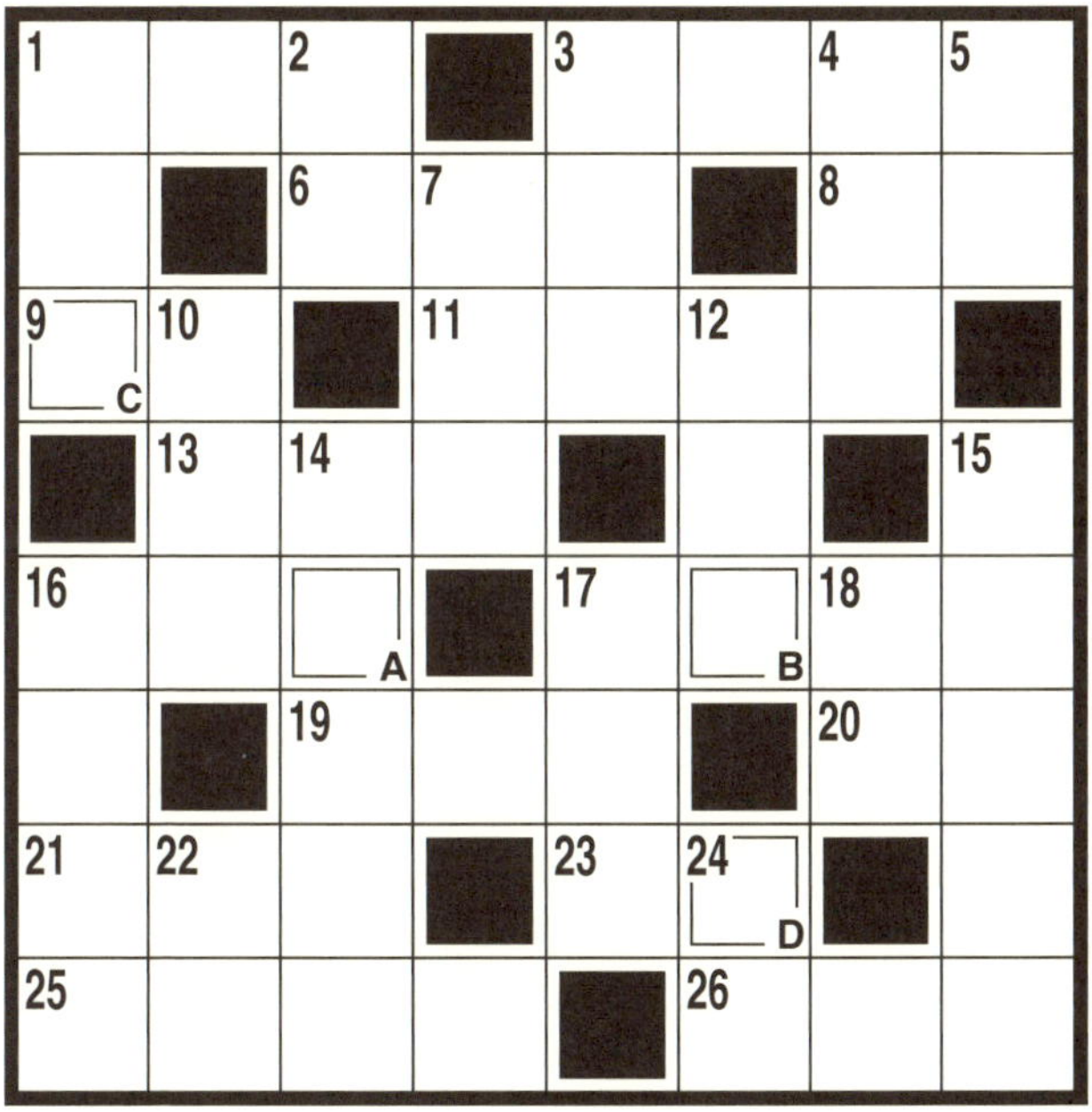

16 田中首相のあとを継いだ三木首相は、清廉潔白なのが――

17 昭和48年に円は、――相場制へと移行した

19 昭和35年、安保反対の陣営は、闘争で亡くなった樺《かんば》美智子さんの――を持って、デモ行進

20 干物やタタキが美味しい魚

21 地面のこと

23 三十一文字が基本です

25 終戦直後の東《ひがし》久《く》邇宮《にのみや》内閣は、これまで――の皇族内閣

26 第56、57代の内閣総理大臣、岸信介の実弟が、――栄作首相

51 目白の田中御殿もこのおかげ？

タテのカギ

1 昭和62年に分割民営化され、JRグループに
2 昭和22年に廃止された、皇室、皇族に対する――罪
3「選挙では敗れましたが、精いっぱいやったので、――はありません」
5 昭和30年に保守の2党が合体して誕生した政党
6 元素記号Pの物質
7 2つの言い回しを、並置して表現する方法
9 原子力――法はすでに、昭和30年に制定されていた
12 昭和47年に、テルアビブ空港乱射事件を起こした日本――
15 ロッキード事件で田中角栄も2カ月勾留された、東京――
17 日経連や経団連といった――団体も、戦後生まれた
19 長野市や甲府市がある地形
20 昭和47年に調印された、日中――声明
21 戦中戦後の混乱期、都会から農村へ物資を求めて――に
24 冷たい水の女房詞《ことば》
26 昭和31年、日本は国際連合に――した
28 ゴルフで後半の9ホール
29 日本の政界では俗に、首相は解散に関しては、――をいってもいいとされる

ヨコのカギ

1 ポツダム宣言を受諾した日本は昭和20年、無条件――へ
4 第1次田中内閣の――は、62％で、それまでで最高だった
8 高度経済成長の頃はよかった
10 選挙の結果は、必ずしも――を反映したものとはいえない
11 ハンドメイドです
13 警察予備隊は、――隊をへて自衛隊に改組
14 地球の衛星
15 紫がかった濃い青
16 紅白歌合戦で最後に歌う人
18 バカにしやがって
19 繊維、家電、自動車などが引き起こした、日米――摩擦
21 忙しいなか、ある場合も。繁――

解答は153ページ

A	B	C	D	E

1		2	3 E	■	4	5	6	7
	■	8		9	■	10 C		
11	12		■	13			■	
14	A	■	15		■	16	17	■
■	18			■	19			20
21		■	22		B	■	23	
	■	24		■	25	26	■	
27	28			29	■	30		
31		D	■	32			■	

22 戦争中に作られた――維持法も、戦後に廃止

23 衝《つ》かれると狼狽《うろた》えます

24 彼女をものにするには、――の一手

25 バブルがはじけるまで、下がることはないと思われていた

27 国会議員は全国民の――

30 ウェーターがこのスタイルのカフェも

31 オイルショックの頃は、テレビの――放送もカットされた

32 戦時中、都会の人は難を逃れ、田舎に――

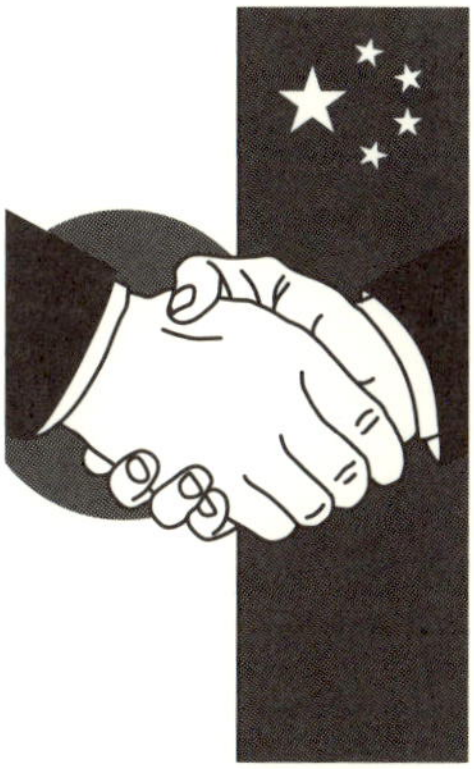

52 繁華街のネオンも消えたそう

タテのカギ

1 長期政権を築いた佐藤栄作は、岸信介の――
2 参議院、東京都知事と政治活動にも積極的だった青島――
3 とかく政治家は、――眼鏡で見られることも多い
4 昭和24年、経済の立て直しのためにアメリカから提案された、――ライン
5 経済はA級、政治は――級とよくいわれました
6 昭和45年にハイジャック事件を起こした、――グループ
8 昭和40年代頃から、コンバインなど農業の――が進んだ
10 戦後、小規模農家が一気に増え、――農家が増加した
11 逆は野暮です
15 昭和35年、安保条約にもとづいて定められた日米――協定
17 相手に握られると不利に
19 昭和40年代、モータリゼーション（自動車の大衆化）で――が増え、交通戦争ともいわれた
21 高度経済成長で日本は――をつけ、GNPで世界2位に
22 安保条約で日米関係は――に
23 労働――、農業協同――などいろんな団体も戦後作られた
25 天皇の人間――は、昭和21年の元日に発表された
28 生やしていた政治家も昔はたくさんいました
29 米ドルは――通貨の代表
30 写真を焼く時に必要でした
32 おはよう、と挨拶する頃

ヨコのカギ

1 占領下の日本で作られ、輸出されたものには、メイド・イン・――ジャパンの表記が
5 『――を捨てよ町へ出よう』は、寺山修司の作品
7 アメリカの大手航空会社の旅客機受注をめぐり、日米間の大規模な汚職が明るみになった――事件
9 依頼されて仕事をします
12 バブルの頃、株式の――総額は更新を続けていた
13 1000キロを1とする単位
14 昭和47年、沖縄は返還されたが、この問題は今も残る

解答は154ページ

A	B	C	D	E

1		2 C		3	4	■	5	6
	■		■	7		8 E		
9	10		11	■	12		■	
13		■	14 D	15	■	16	17	
■	18	19	■	20	21			■
22 B			23	■		■	24	25 A
26		■	27	28		29	■	
	■	30			■	31	32	
33				■	34			

16 戦争に突入する前の日本は、——な雰囲気だった

18 国会が大荒れで、——は進まない

20 婦人参政権の実現に尽力した女性政治家、——房枝

22 戦時中のスローガンの1つだった、——一致体制

24 コンビニの第1号となる——は昭和49年、豊洲にできたセブン-イレブンだった

26 トイレで足します

27 書物の左右2ページ分

30 製造コストが上がり製品に転嫁された結果

31 バブルの頃、——によって都会のあちこちに空き地ができた

33 水俣病や空気汚染によるぜんそくなど、さまざまな——問題が

34 戦時の国民を統制する組織が、大政——会

53 政権内部ではいろいろあります

タテのカギ

1 昭和最後の総理は、消費税を導入した──登氏
2 終戦直後、焼け跡に立っていた粗末な建物
3 昭和24年、国鉄総裁が遺体で発見された下山事件。詳細は──のまま時効に
5 オイルショックで、日用品を求めてスーパーに客が──
6 選挙では票の──が重要
8 鳥で例えると、タカの人たち
11 田中角栄首相は、国内だけでなく、この手腕もなかなかのものだったとか
13 レーガン大統領と仲が良かった中曽根首相の名前は
14 昭和54年、松下幸之助は松下政経塾を創設。政治家を育て、日本を立て直すという──を立てた
16 木偏に母と書く樹木
18 ──解説は政治評論家の仕事
20 雑学王はコレに強い
22 ほぼ7年の占領期間の後、日本は昭和27年に──を回復
23 あからさまです
25 バブル期の特徴は、土地の高騰とコレ
27 性格は内向的です
29 冷戦で米ソは、──力としての核開発に傾倒
31 釣りで魚が泳ぐ遊泳層のこと
32 キングです

ヨコのカギ

1 田中角栄を追及し続けたジャーナリスト、──隆
4 任期中に死去した大平首相の代理を務めた、伊東──氏
7 裸の絵や彫刻
9 政治家の──は、たいてい秘書がかぶる?
10 昭和33年の、いわゆる話し合い解散は、この月の出来事
12 「吉田茂の右腕」といわれた池田首相の名前は
15 国会で議論の最中、議員の先生

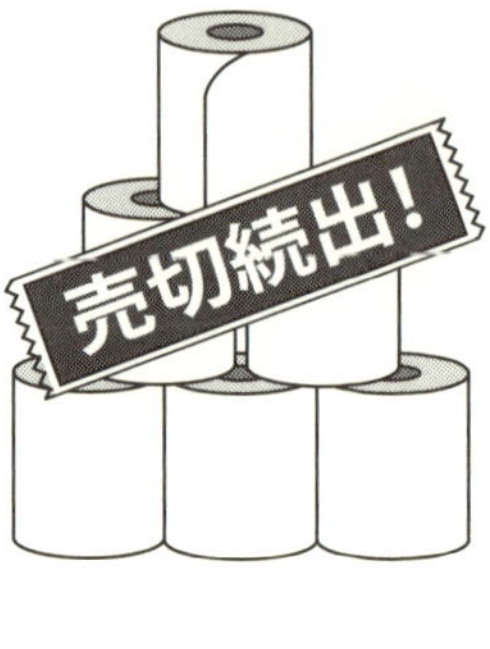

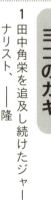

解答は154ページ

A	B	C	D	E

1		2	3	■	4	5	6	
	■	7		8	■	9	A	■
10 E	11		■	12	13		■	14
15			16	■	17		18	
■		■	19	20		■	21	
22		23 D	■	24		25	■	
	■	26	27		■	28	29	
30	31			■	32 C			■
33		■	34 B					

方は——そう？

17 戦争中日本は、——国の一員として戦った

19 昭和45年頃、国立大学の——は、月千円でした

21 ジバラです

22 オリンピックのおかげで、東京では一挙に整備が進んだ

24 男心を惑わせる女性の……

26 55年体制では、自民党と社会党の2大政党制の——が、曲がりなりにもできた

28 広い意味ではダンス

30 絵や写真を修正する作業

32 汚れることです

33 力士の夢です

34 終戦直後の学校では、戦前のものの一部を黒く塗って使用しました

54

今も昔も闇が渦巻くところ?

タテのカギ

1 中曽根首相とレーガン大統領の親密ぶりを表した言葉が、——関係

2 今も昔も政治家や官僚は——がばれると、物忘れがひどくなる?

3 昭和50年代、郵便貯金の——が10%を超えていた時代も

4 耳が長い小動物

5 昭和40年代、いろんな分野で企業同士の——が進んだ

6 国鉄などで多発したため、列車がストップし交通がマヒ

10 遊園地で遊ぶ時は、大人も返ります

12 昭和電工や造船疑獄など、多くの事件を取り扱った、東京——特捜部

14 背水、鶴翼などいろいろ

15 国政のさまざまな分野で、相談役として置かれる役職

16 テレビの力を借りた——議員が続々当選した時代でした

18 鉋と書く道具

19 エネルギー源は、コレから石油へと代わっていった

20 バブルに向かっていた頃は、土地——が続出した

22 その昔、幕府も置かれた、相模湾沿いの街

23 NHKアナウンサーから参議院議員になった、——輝氏

24 点在しています

28 麻雀で握るのは

ヨコのカギ

1 日中戦争の発端となった、北京郊外で発生した——事件

5 時々抜かないと、暴発する

7 ⇕トク

8 昭和50年に第1回が開かれた、先進国首脳会議の略称

9 今や民泊などもあります

11 義理堅いねぇ

13 文系の人は苦手とか

15 昭和43年の第8回参議院議員選挙で、石原慎太郎氏が300万票を超える——得票を獲得した

17 昭和39年に完成した、戦後日本の経済発展を支えた大動脈

20 インドのパン

21 昭和35年、右翼に刺殺された社

解答は155ページ

A	B	C	D	E	F

1		2 (F)	3		4	■	5 (B)	6
	■	7		■	8			
9	10	■	11	12 (D)		■		■
13		14	■		■	15		16
■	17		18		19		■	
20		■		■	21	(E)	22	
	■	23	(A)	24		■	25	
26			■	27		28		■
	■	29 (C)			■	30		

会党委員長の浅沼稲次郎は、100キロを超す——だった
23 戦後の代表的な公害の1つは、熊本県の——病
25 ——を射た質問は、国会ではなかなか少ない？
26 石橋湛山首相は、若かりし頃、新聞——をしていた
27 昭和45年、大阪で開かれた大イベント
29 おっとっとと踏むのは
30 首都はテヘラン

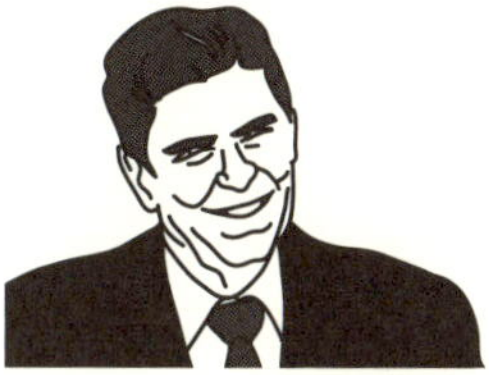

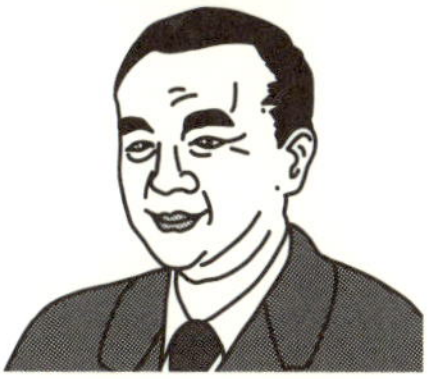

55 ようやく引き下げられました

タテのカギ

1 昭和61年の衆議院解散は──解散などと呼ばれる
2 昭和43年、参議院の全国区で当選した、タレントの──ノック
3 選挙に当選するには、コレもいくらか必要
5 今の政治家より昭和の政治家のほうがあったか、さらには明治の政治家ほうが……
6 世間ずれしていません
7 ストライキで労働者が要求したのは、このアップ
9 政府や世論に押され、マスコミも戦争を──した戦前
13 日本国憲法前文、「……再び戦争の惨禍が起ることのないようにすることを──し……」
15 昭和52年、福田首相が東南アジア向けに発した、福田──
16 喉にいいといわれる果実
18 現国会議員の麻生太郎氏は、吉田茂、大久保利通らの血を引く──なる一族
20 滑りの悪い敷居に塗ります
21 戦後初の衆議院選挙では、39人の女性議員が誕生、国会内でこの姿の議員も多数見られた
24 戦後廃止された法律の1つ、──罪。今なら不倫罪？
25 昭和の時代の──選挙区がよかった、という声も多い
26 ベッドが2台のホテルの部屋
27 今の国会議員の──の数は、終戦直後とほぼ同じ
28 今夜は久しぶりに──で飲むか
29 政治家のスキャンダルに──をひそめる一般市民

ヨコのカギ

1 マツモトキヨシの創業者・松本清氏は、「すぐやる課」を創設した千葉県の元松戸──
4 昭和27年に行われた衆議院解散の通称は、──解散
8 西川きよし、コロンビア・トップら、漫才──の1人が国会議員になった例も
10 小沢一郎氏は田中角栄の──といわれていた
11 石炭が、〝黒い──〟といわれた時代も
12 法案が──されると、法律として成立

解答は155ページ

A	B	C	D	E	F

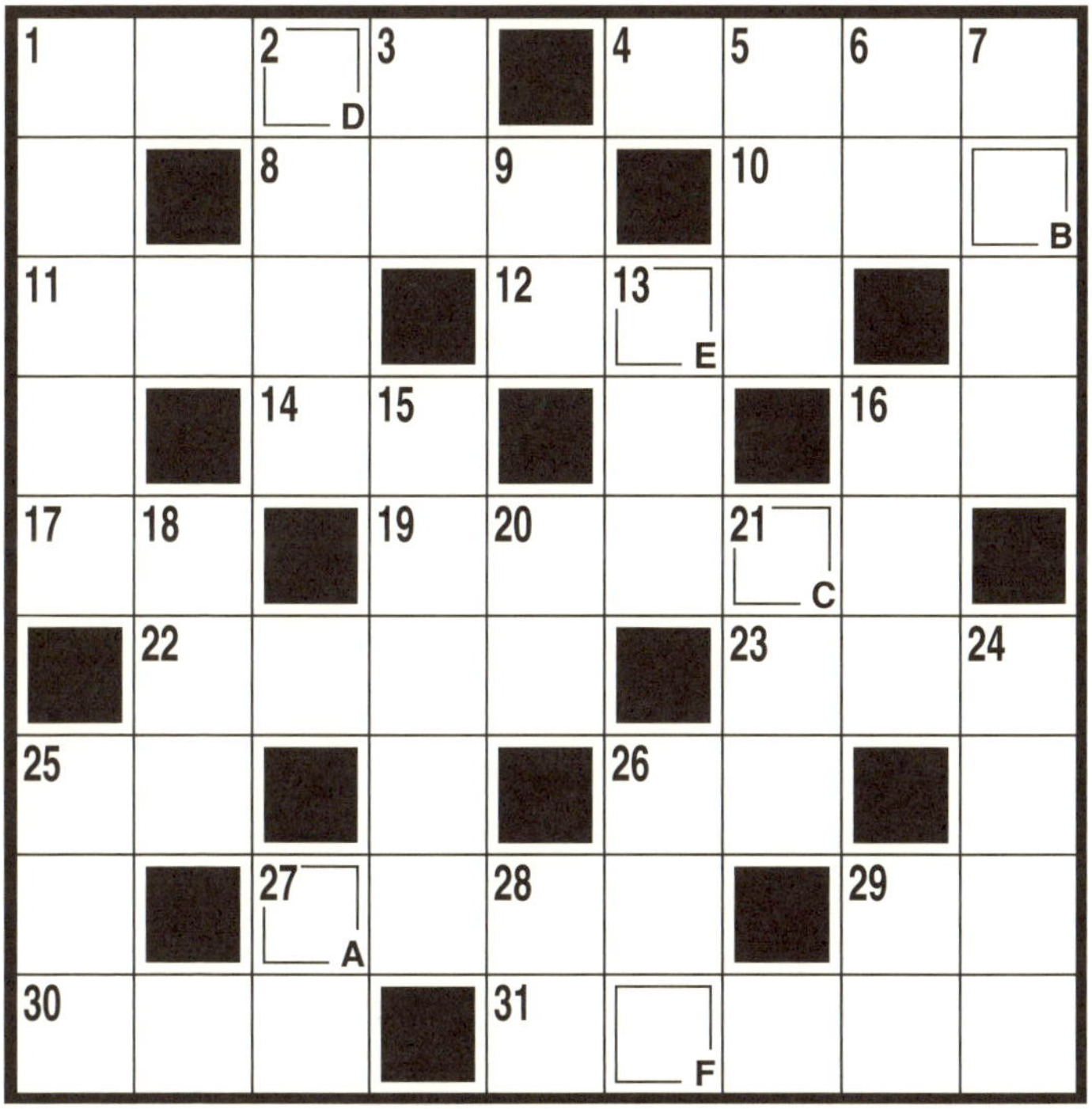

14 社会の――は、ズボンのファスナー部の通称

16 極まると泣き出すことも

17 実験は好きだった人も多い

19 昭和41年の衆議院解散の通称は、――解散

22 「戦後復興」を世界に示した東京五輪に、日本――が沸き立った

23 現議員にも昭和54年に作られた松下政経塾の――生は多い

25 ポジション

26 ことあるごとに――突き合わせて議論

27 戦争で身寄りをなくした――孤児も多かった

29 竹や梅よりランクは上

30 いつの時代も政治の――は、新聞のトップニュース

31 昭和51年、河野洋平や山口敏夫らが立ち上げた――クラブ

…第5章…

解答

45

終戦直後のコンビニかな？

イ	レ	コ	■	ミ	ツ	イ
ヌ	■	ツ	カ	ミ B	■	ノ
カ	イ C	カ	ク	■	ガ	チ D
イ	ト	■	ギ	ゴ	ク	■
■	コ	ヤ A	■	シ	ト	ウ
ハ	■	ス	ー	ツ	■	オ
イ	ケ	ダ	■	プ	ラ	ザ

答え　ヤミイチ（闇市）

46

おかげでお金が新しくなった

フ(C)	ジ	ン	■	コ	テ	イ(A)
ク	ツ	■	ヨ	メ	■	シ
イ	シ	バ	シ	■	モ	ン
ン	■	ク	ダ	モ	ノ	■
■	コ	ロ	■	ツ	■	シ
カ	ー	■	コ	レ(D)	キ	ヨ
ミ	ン(B)	ポ	ウ	■	シ	リ

答え　インフレ

47

「豊かさ」の象徴となりました

ア	カ	ジ	■	ケ	イ	キ
ン	■	チ	ア	ン(B)	■	ホ
ポ	カ	■	キ	■	ロ	ン
■	バ	カ	ヤ	ロ	ー(D)	■
シ(C)	ン	ク	■	ウ	ン	ユ
イ	■	サ(A)	ン	ド	■	ラ
ナ	ラ	ク	■	ウ	ケ	イ

答え　サンシー（3C／カラーテレビ、クーラー、マイカー）

48

居眠り議員はクビにすべき!?

イ	ザ	ナ	ギ	■	タ	ケ	オ
マ	イ	■	フ	カ	イ D	■	オ
タ	イ	ホ	■	シ	ヨ	ウ	ヒ
イ	■	サ	イ	カ C	■	テ	ラ
コ A	エ	■	ワ	ン	マ	ン	■
ウ	イ	ツ	ト	■	サ	■	ユ
■	サ	ガ	■	コ	ツ B	コ	ウ
リ	ク	ル	ー	ト	■	メ	シ

答え コツカイ（国会）

49

クリーンな政治家はどこに?

オ A	イ	ル	■	ヤ	ミ	イ	チ
キ	ン	■	カ	ジ	ツ	■	ヨ
ナ	カ	ソ	ネ	■	ビ	ド	ウ
ワ	■	レ	■	ノ	シ	■	セ
■	ジ	ン	ヨ C	ウ	■	コ	ン
オ	ク D	■	イ	チ	ロ	ウ	■
カ	■	ホ	ン	■	バ	シ B	ヤ
ダ	イ	ゴ	■	カ	タ	ヤ	マ

答え オシヨク（汚職）

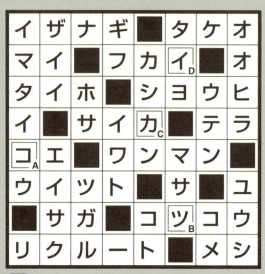

50

輸出に依存する日本では不利

フ	ス	マ	■	タ	ナ	バ	タ
ク	■	ヒ	レ	イ	■	ブ	カ
ダ C	ウ	■	ト	ラ	ブ	ル	■
■	ネ	ジ	ロ	■	ゼ	■	ト
ト	リ	エ A	■	ヘ	ン B	ド	ウ
ク	■	イ	エ	イ	■	ア	ジ
ジ	ベ	タ	■	ワ	カ D	■	ヨ
ユ	イ	イ	ツ	■	サ	ト	ウ

答え　エンダカ（円高）

51

目白の田中御殿もこのおかげ?

コ	ウ	フ	ク E	■	シ	ジ	リ	ツ
ク	■	ケ	イ	キ	■	ミ C	ン	イ
テ	セ	イ	■	ホ	ア	ン	■	ク
ツ	キ A	■	コ	ン	■	ト	リ	■
■	グ	ロ	ウ	■	ボ	ウ	エ	キ
カ	ン	■	チ	ア	ン B	■	キ	ヨ
イ	■	オ	シ	■	チ	カ	■	ウ
ダ	イ	ヒ	ヨ	ウ	■	メ	イ	ド
シ	ン	ヤ D	■	ソ	カ	イ	■	ウ

答え　キンミヤク（金脈）

52

繁華街のネオンも消えたそう

オ	キ	ユC	パ	イ	ド	■	シ	ヨ
ト	■	キ	■	ロ	ツ	キE	ー	ド
ウ	ケ	オ	イ	■	ジ	カ	■	ゴ
ト	ン	■	キD	チ	■	イ	ヨ	ウ
■	ギ	ジ	■	イ	チ	カ	ワ	■
キB	ヨ	コ	ク	■	カ	■	ミ	セA
ヨ	ウ	■	ミ	ヒ	ラ	キ	■	ン
ウ	■	ネ	ア	ゲ	■	ジ	ア	ゲ
コ	ウ	ガ	イ	■	ヨ	ク	サ	ン

答え　セキユキキ（石油危機）

53

政権内部ではいろいろあります

タ	チ	バ	ナ	■	マ	サ	ヨ	シ
ケ	■	ラ	ゾ	ウ	■	ツ	ミA	■
シE	ガ	ツ	■	ハ	ヤ	ト	■	モ
タ	イ	ク	ツ	■	ス	ウ	ジ	ク
■	コ	■	ガ	ク	ヒ	■	ジ	ヒ
ド	ウ	ロD	■	イ	ロ	カ	■	ヨ
ク	■	コ	ウ	ズ	■	ブ	ヨ	ウ
リ	タ	ツ	チ	■	オC	ダ	ク	■
ツ	ナ	■	キB	ヨ	ウ	カ	シ	ヨ

答え　ミキオロシ（三木降ろし）

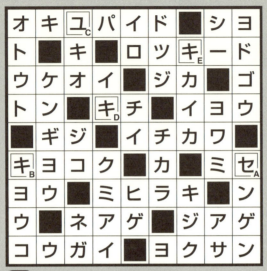

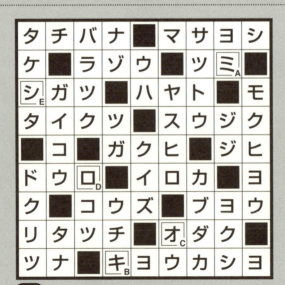

54

今も昔も闇が渦巻くところ？

ロ	コ	ウ F	キ	ヨ	ウ	■	ガ B	ス
ン	■	ソ	ン	■	サ	ミ	ツ	ト
ヤ	ド	■	リ	チ D	ギ	■	ペ	■
ス	ウ	ジ	■	ケ	■	サ	イ	タ
■	シ	ン	カ	ン	セ	ン	■	レ
ナ	ン	■	ン	■	キ	ヨ E	カ	ン
リ	■	ミ	ナ A	マ	タ	■	マ	ト
キ	シ	ヤ	■	バ	ン	パ	ク	■
ン	■	タ C	タ	ラ	■	イ	ラ	ン

答え　ナガタチヨウ（永田町）

55

ようやく引き下げられました

シ	チ	ヨ D	ウ	■	ヌ	キ	ウ	チ
ン	■	コ	ン	ビ	■	コ	ブ	ン B
ダ	イ	ヤ	■	カ	ケ E	ツ	■	ギ
フ	■	マ	ド	■	ツ	■	カ	ン
リ	カ	■	ク	ロ	イ	キ C	リ	■
■	レ	ツ	ト	ウ	■	モ	ン	カ
チ	イ	■	リ	■	ツ	ノ	■	ン
ユ	■	セ A	ン	サ	イ	■	マ	ツ
ウ	ゴ	キ	■	シ	ン F	ジ	ユ	ウ

答え　センキヨケン（選挙権）

昭和の風景⑤［政治・経済］編

時代は回る、お金も回る!?

——杉本幸生

大学入学が1973年だった。70年安保から3年が過ぎ、立看板はまだ見られたが学生運動は火が消えていた。入ったのは地方の大学で、革マル派のオジさんが時おり演説をしていたが、耳を傾ける学生はまずいなかった。

そんな感じの学生時代から、周りも含め、政治にはほとんど関わらず生きてきた。まぁ世の中、政治に直接関わりを持つ人のほうが少数派でしょうけど。

もちろん有権者として、選挙はたいていどんな時も、投票には行っていたが、比例区を除き、たいがい死票となっていたと思う。通常の選挙区で私が投票した人が当選した割合は、1割もないかも知れない。

経済も似たようなもので、金は天下の回りもの、の言葉には影響されずに暮らしていた。もっともこちらは、回すお金が入ってこなかった、というのが現実ではある。

よしんば少し入ったとしても、パッと使ってしまおうとはならなかった。今風に言えばエコなのかも知れないが、早い話がケチであった。だいたい、ケチは褒め言葉と考えているくらいだから、タチが悪いですな。

そんな状況ではあるが、昭和末期のバブル経済はさすがに記憶に残っている。もちろん自分から積極的に参加したわけではなく、取引先の出版社から、遠距離のタクシー券を出してもらったりしただけなのだが、なんとなく心持ちがよくなかった。やはり根っからの貧乏性だったのである。

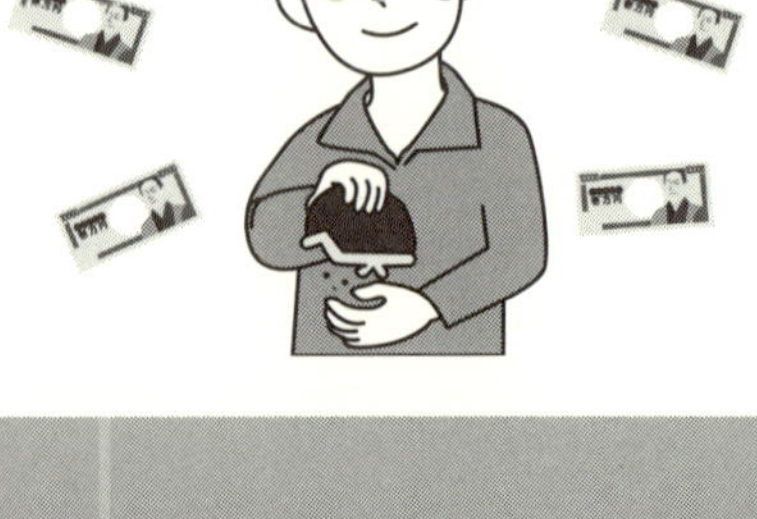

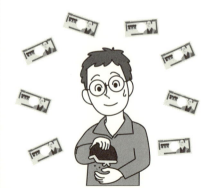

●参考文献
『別冊朝日年鑑早わかり20世紀年表』朝日新聞社／『昭和家庭史年表』河出書房新社／『1945→2000　現代風俗史年表』河出書房新社／『新訂総合国語便覧』第一学習社／『テレビ50年　あの日あの時、そして未来へ』ＮＨＫサービスセンター／『ニッポンの爆笑王100』白泉社／『もういちど読む山川日本戦後史』山川出版社／『詳説日本史研究』山川出版社

26 三島由紀夫

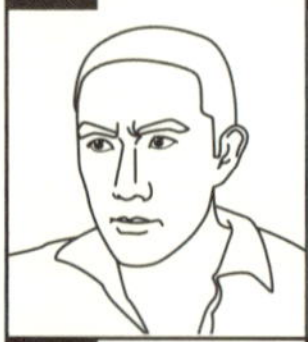

27 カセットテープ

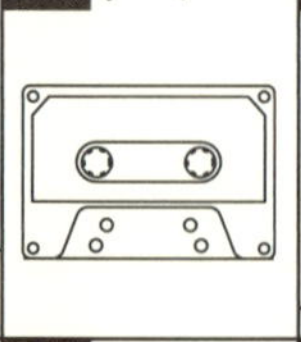

28 三波春夫

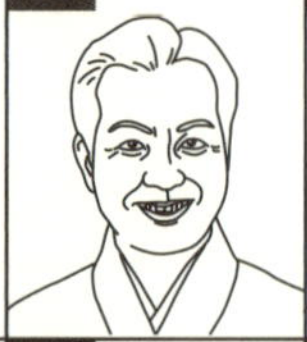

29 山口百恵

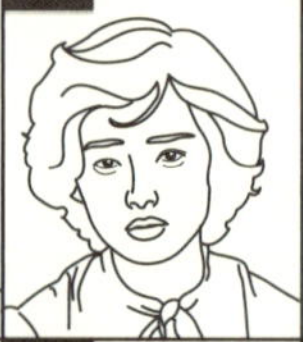

30 手塚治虫

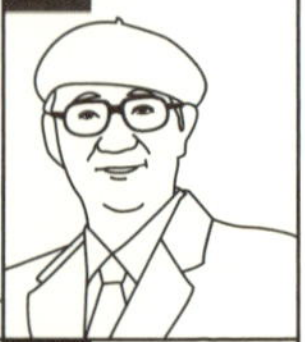

31 川端康成

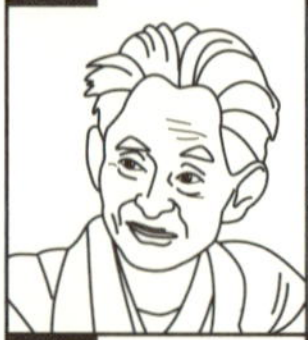

32 太宰治

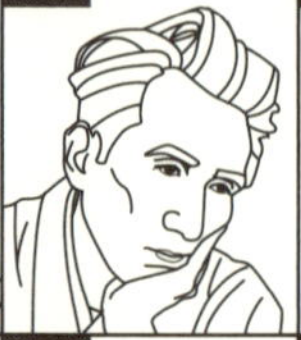

33 レコード

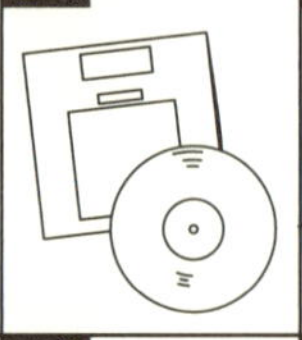

34 力道山

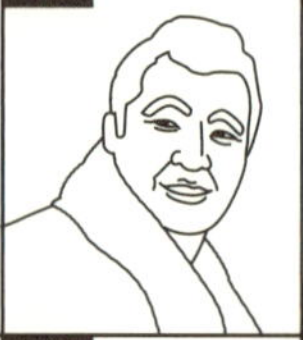

35 ジャイアント馬場

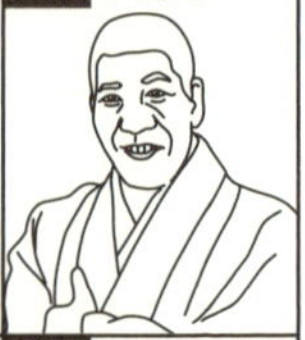

36 ベーブ・ルース

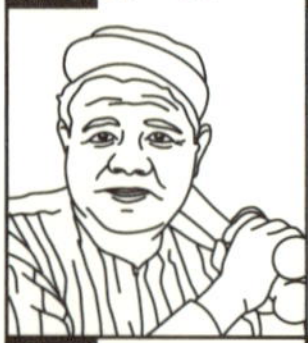

37 モハメド・アリ

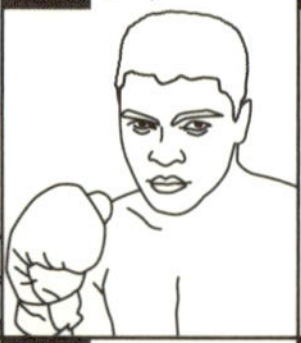

38 めんこ

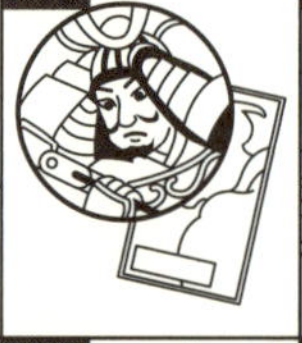

39 王貞治

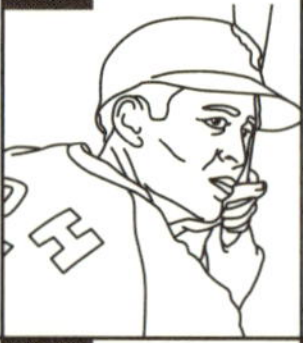

40 植村直己

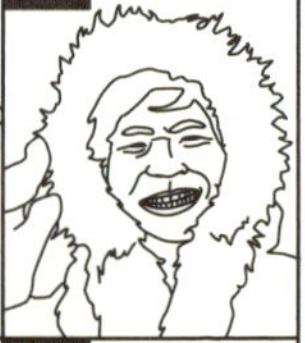

41 大鵬

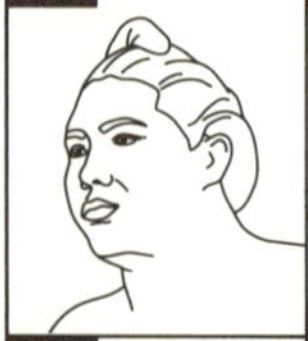

42 長嶋茂雄

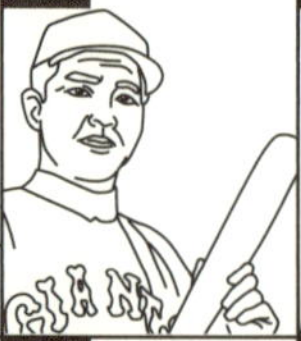

43 アントニオ猪木

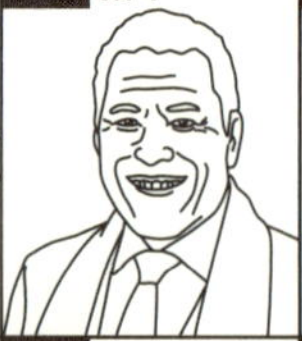

44 洗濯機

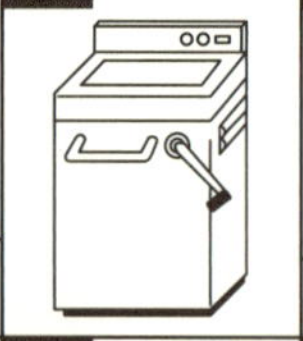

45 ケネディ

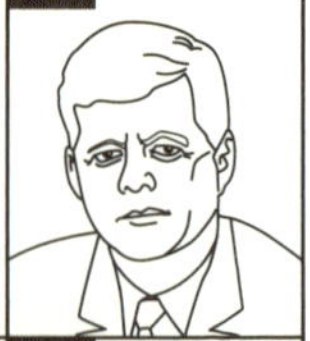

46 マッカーサー

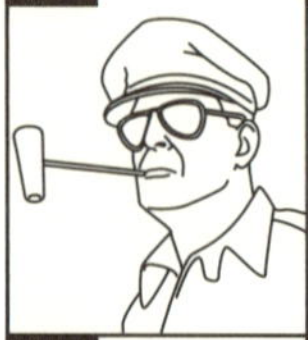

47 岸信介

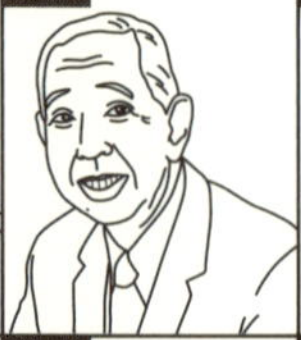

48 吉田茂

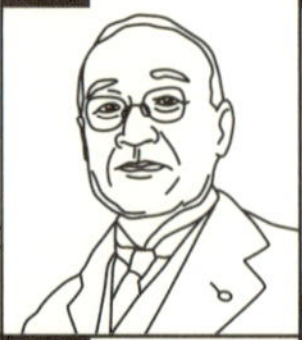

49 佐藤栄作

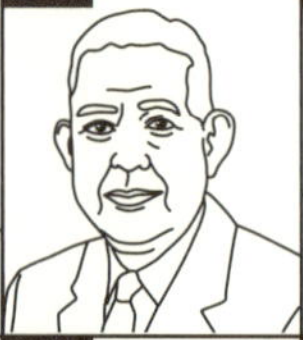

50 山口淑子

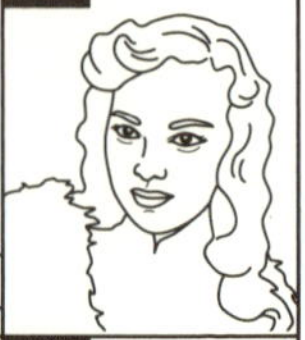

51 東京タワー

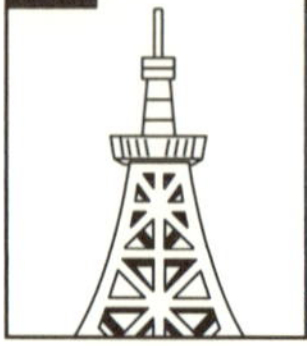

52 池田勇人

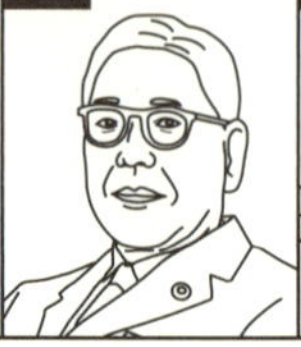

53 田中角栄

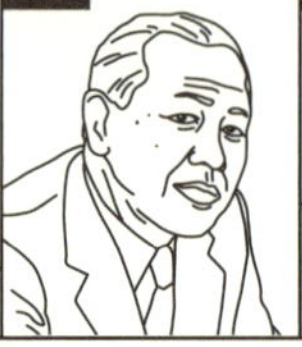

54 本田宗一郎

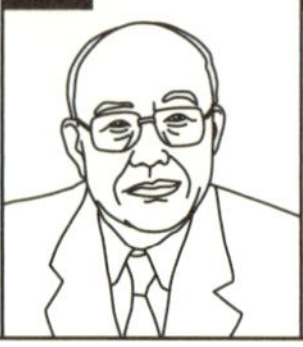

55 新幹線

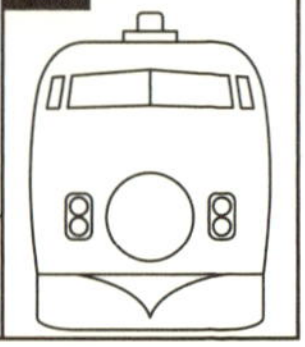

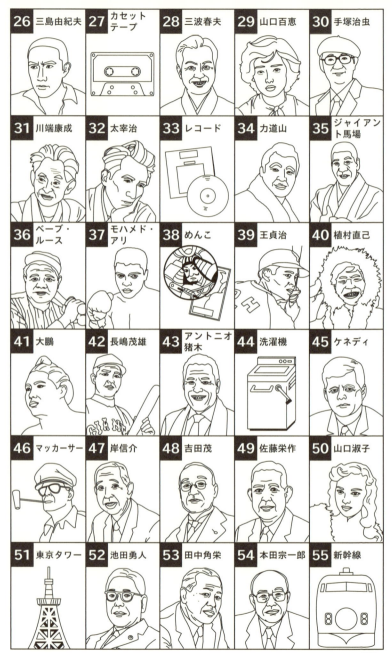

「タイムスリップ昭和55」を制覇！

クロスワードが解けたら、同じ番号の昭和に関係する人やモノを好きな色で塗りましょう。全部塗り終えられれば、アナタは立派な昭和通です！

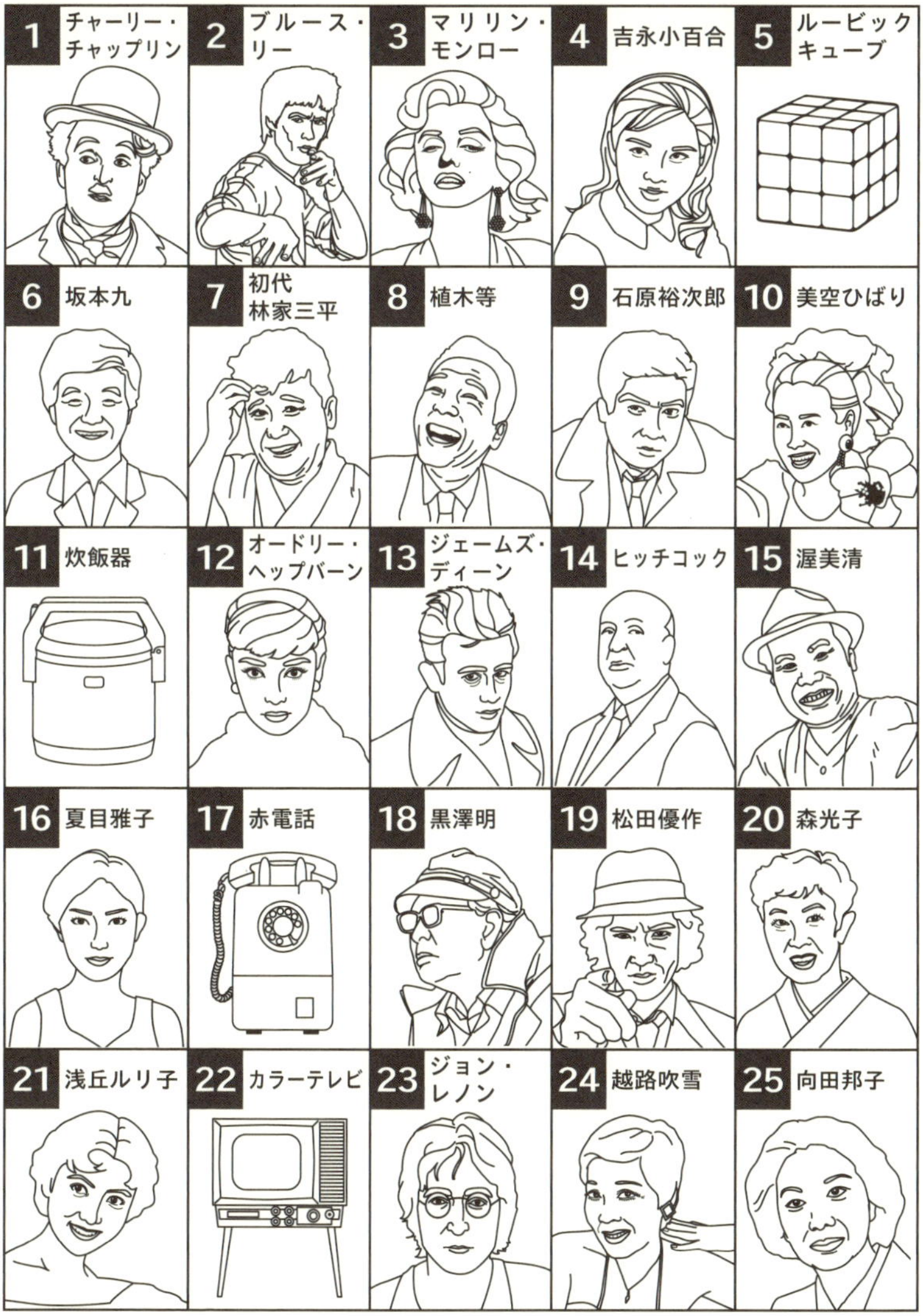

西尾徹也（にしお・てつや）
1954年和歌山県出身。日本パズル連盟代表理事。盟友・杉本幸生とともにパズル制作集団「菫工房」を主宰。パズル「お絵かきロジック」の考案者として世界的にも知られている。パズルと酒と阪神をこよなく愛し、現在も日本パズル界の牽引役として、作品を発表し続けるパズル作家。著書に『西尾徹也の世界で一番美しくて難しいナンプレ』シリーズなどがある。

【スタッフ】
問題作成　西尾徹也
問題作成協力　杉本幸生
編集協力　オフィス303
カバーデザイン　VACクリエイティブ
本文デザイン　松川ゆかり（オフィス303）
表紙イラスト　江口修平
本文イラスト　浅井理夏子　上原あゆみ　永田春菜　渡邉 舞
校正　若杉穂高

朝日《あさひ》脳活《のうかつ》ブックス
思《おも》いだしトレーニング　クロスワード

著者　西尾徹也
発行者　片桐圭子
発行所　朝日新聞出版
〒104-8011　東京都中央区築地5－3－2
（お問い合わせ）
infojitsuyo@asahi.com
印刷所　中央精版印刷株式会社

Published in Japan by Asahi Shimbun Publications Inc.
ISBN978-4-02-333208-9

定価はカバーに表示してあります。
落丁・乱丁の場合は弊社業務部（電話03-5540-7800）へご連絡ください。
送料弊社負担にてお取り替えいたします。